徳留信寛

Shinkan Tokudome

がん予防取り扱い説明書

習い癖すっきり見直しがん予防

Parade Books

表 6-1. がんの1次予防と2次予防のマトリクス

がん部位 ＼ がん要因	家族性（遺伝性）腫瘍症候群	タバコ	アルコール飲料	肥満、内臓脂肪・異所性脂肪蓄積	2型糖尿病、メタボリック症候群	身体活動（生活活動・運動など）	発がん病原体への感染	ホルモン	職業性要因	放射線への曝露	前がん・先行・併存病変	がん検診など
口腔・咽頭・喉頭がん	有	⇑⇑	⇑⇑			⇑		⇑⇑			有	
鼻（上）咽頭がん		⇑⇑	⇑				⇑⇑		有		有	
食道がん（扁平上皮がん）		⇑⇑	⇑⇑				⇑		有	有	有	
食道がん（腺がん）		⇑⇑		⇑⇑		⇓				有	有	
胃がん	有	⇑	⇑				⇑⇑		有	有	有	対
大腸がん	有	⇑	⇑⇑	⇑⇑		⇓⇓			有	有	有	対
肝がん	有	⇑	⇑⇑	⇑	⇑		⇑⇑	男	有		有	ウ
胆管がん	有	⇑	⇑				⇑⇑		有		有	
膵がん	有	⇑⇑	⇑	⇑	⇑				有		有	
肺がん		⇑⇑					⇑	女	有	有	有	対
皮膚がん（メラノーマ）	有										有	
皮膚がん（SCC＋BCC）	有										有	
閉経前乳がん	有		⇑					女			有	対
閉経後乳がん	有		⇑	⇑⇑		⇓		女		有	有	対
子宮頸がん	有	⇑					⇑⇑				有	対
子宮体がん	有			⇑⇑		⇓		女			有	
卵巣がん	有			⇑				女		有	有	
前立腺がん	有							男	有		有	任
腎がん	有	⇑		⇑⇑					有		有	
膀胱がん	有	⇑⇑							有		有	
骨髄性白血病	有	⇑							有	有	有	
リンパ性白血病・リンパ腫	有						⇑⇑		有		有	
成人T細胞白血病・リンパ腫	有						⇑⇑				有	

- □ WCRF/AICR CUP (2018)、ACS (2019)、IARC、JACC Study、JPHC Study、自験例などを参考
- □ 個々人が変容・コントロールできる要因
  - ⇑⇑ 確実なリスク要因　　⇑ ほぼ確実なリスク要因
  - ⇓⇓ 確実な予防要因　　　⇓ ほぼ確実な予防要因
- □ ホルモン：　女＝女性ホルモン、男＝男性ホルモン
- □ 放射線感受性に臓器差はあるが、一定量以上の放射線曝露（医療［診断・治療］用放射線照射）があれば、当該・近接部位にがんが生じうる
- □ がん検診など：　対＝対策型検診、任＝任意型検診、ウ＝ウイルス検査

目次

はじめに ………………………………………………………………………………… 6

第1章　がんの頻度：罹患と死亡 …………………… 9

主要死因の現状と動向 ……………………………………………………… 9

がん発生（罹患）の現状と動向 ………………………………………… 10

がん死亡の現状と動向 …………………………………………………… 12

第2章　がん総論：がん発生機序と背景要因 … 15

がんの種類 …………………………………………………………………… 15

家族性（遺伝性）腫瘍症候群 …………………………………………… 16

がんリスクの性差 ………………………………………………………… 17

加齢とがん …………………………………………………………………… 18

移民のがん罹患 ……………………………………………………………… 19

エピジェネティクス ……………………………………………………… 20

活性酸素種とがん ………………………………………………………… 21

慢性炎症とがん ……………………………………………………………… 22

第3章　生活要因とがん ……………………………………… 24

1. 宿主要因と環境要因（生活習慣を含む） ……………………… 24

2. タバコ ……………………………………………………………………… 25

3. アルコール ………………………………………………………………… 38

4. 薬物中毒 …………………………………………………………………… 48

5. 食品 …………………………………………………………………………… 51

6. 肥満、内臓脂肪・異所性脂肪蓄積、2型糖尿病、メタボリック症候群 … 57

7. 身体活動 ……………………………………… 59

8. 睡眠 ……………………………………… 62

9. 発がん病原体への感染 ……………………………………… 66

10. ストレス ……………………………………… 69

11. 職業性要因 ……………………………………… 70

12. 放射線への曝露 ……………………………………… 72

第4章　がん各論 …………………………………… 79

4-1. 口腔・咽頭・喉頭がんの1次予防と2次予防 ……………… 79

4-2. 鼻(上)咽頭がん(NPC)の1次予防と2次予防 ……… 83

4-3-1. 食道がん(扁平上皮がん)の1次予防と2次予防 ………… 84

4-3-2. 食道がん(腺がん)の1次予防と2次予防 …………… 87

4-4. 胃がんの1次予防と2次予防 ………………………… 88

4-5. 大腸がんの1次予防と2次予防 ……………………… 95

4-6. 肝がんの1次予防と2次予防 ……………………… 102

4-7. 胆管がんの1次予防と2次予防 …………………… 107

4-8. 膵がんの1次予防と2次予防 ……………………… 111

4-9. 肺がんの1次予防と2次予防 ……………………… 114

4-10-1. 皮膚がん(メラノーマ[黒色腫])の1次予防と2次予防 ….. 120

4-10-2. 皮膚がん(有棘細胞がん[SCC]、基底細胞がん[BCC])の1次
予防と2次予防 ……………………… 122

4-11-1. 閉経前乳がんの1次予防と2次予防 …………… 124

4-11-2. 閉経後乳がんの1次予防と2次予防 …………… 126

4-12. 子宮頸がんの1次予防と2次予防 ………………… 130

4-13. 子宮体がんの1次予防と2次予防 ………………… 135

4-14. 卵巣がんの1次予防と2次予防 …………………… 137

4-15. 前立腺がんの1次予防と2次予防 ………………… 140

4-16. 腎がんの1次予防と2次予防 ……………………………… 143

4-17. 膀胱がんの1次予防と2次予防 ……………………………… 145

4-18. 骨髄性白血病の1次予防と2次予防 ……………………… 148

4-19. リンパ性白血病、リンパ腫(ホジキンリンパ腫、非ホジキンリンパ
腫)の1次予防と2次予防 ……………………………… 150

4-20. 成人T細胞白血病・リンパ腫(ATL/ATLL)の1次予防と2次予防 …… 152

4-21. ATLミニ物語 ……………………………… 153

第5章　スクリーニング ……………………………… 161

スクリーニングとは ……………………………… 161

検査の感度、特異度、陽性反応的中度 ……………………………… 161

検査のカットオフ値(基準値)(COP) ……………………………… 163

検査の正確度、テストパフォーマンス・判別力の比較 ………… 164

スクリーニングでみられるバイアス ……………………………… 165

スクリーニングの適格基準 ……………………………… 166

スクリーニングの有効性評価 ……………………………… 167

がん検診―N市の場合 ……………………………… 169

がん病期(ステージ)別5年相対生存率 ……………………………… 173

がん検診のプロセス評価 ……………………………… 174

第6章　まとめ ……………………………… 176

がんの1次予防と2次予防のまとめ ……………………………… 176

がんにかかるのも、がんで死ぬのも悪くない? ………………… 177

おわりに ……………………………… 183

参考文献 ……………………………… 187

はじめに

最近の統計によれば、一生の間に男性は1.5人に1人、女性は2.5人に1人がんにかかります。男性は3人に1人、女性は4人に1人がんで死亡します。男女とも死因のトップです。がんは普通のおじさん・おばさん、おじいさん・おばあさんの身近な病気であり、死因です。他人事ではありません。

がんリスク2人に1人まれでなし
がんリスク他人事でなくおのがこと

　ひと昔前まで、がんは「死に至る病」であり、がん予防や治療のことを話すのは気重なことでした。今日、生存率に大幅な改善があり嬉しいかぎりです。しかし、発生予防を怠り、がん検診を受けず、手遅れになると致命率が高い疾病です。

　特定の薬やビタミン剤を飲んでがんを予防したい方がいるかも知れません。残念ながら、そのご要望には沿えません。今日、最大の効果、最小の副反応が確認されたがん予防薬は数少なく、アスピリン、タモキシフェンなどに限られています。がん化学予防物質濃度が不十分なサプリメント、特定保健用食品（トクホ）の効果も小さい。もちろん、特定の食品を摂取してがんを予防することもできません。したがって、1次予防（健康増進・疾病予防）および2次予防（早期発見・早期治療）が重要です。

　宿主要因（遺伝要因、性、加齢を含む）と環境要因（生活習慣［タ

バコ、アルコール、食べ過ぎ、身体不活動など]、発がん物質への曝露、発がん病原体への感染を含む)との多要因交互作用のもとDNA付加体形成、遺伝子損傷・変異などによりがん細胞が誕生します。DNA修復機構、免疫監視システムが破綻してがん細胞が排除されず、エピゲノム変化などを経て発がん促進・細胞増殖が生ずる。血管新生がおこり浸潤・転移し、がん悪液質に陥ることになります。

　自動車は物理化学物質でできています。時が経つにつれ、必ず、さび(酸化)、金属疲労、エンジントラブルがみられる。おうちゃく運転、信号無視をすれば事故をおこし、急ハンドル、スピードの出し過ぎなどの乱暴運転をすれば故障しやすくなります。一方、指差呼称、危険予知行動をとれば事故が減り、注意深く・丁寧に乗れば、故障の発生時期は遅くなります。定期点検を受ければ、その後も乗り続けられ、廃車を先送りできます。

　ヒトも物理化学物質でできています。がんは自動車の故障や劣化に似ています。壮年・高齢になるにつれ、がんにかかりやすく(確率が高く)なります。リスク要因への曝露があるとがんになりやすく、しかも、若くしてがんになります。他方、予防要因を取り入れるライフスタイルにするか、発がん病原体への感染に対してはワクチン接種、除菌、抗ウイルス剤の服用を行なえば、がんにかかりにくくなり、先延ばしできます。定期的にがん検診を受ければ、がん死亡を回避し、遅くすることができます。

生活の質保ちつつがん予防
暮らし方チェックして知るがんリスク

がん誘うライフスタイル見直して　心身すっきりスマートに生く
がん誘うライフスタイルリセットし　心身すっきり心地よく生く

　本書はがん予防取り扱い説明書（トリセツ）です。がんの1次予防（リスク要因・予防要因）、2次予防（がん検診・スクリーニング）に関する内容は、WCRF/AICR による Diet, Nutrition, Physical Activity and Cancer : a Global Perspective. A Summary of the Third Expert Report とそのインターネット版（2018）、American Cancer Society（ACS）（2019）、International Agency for Research on Cancer（IARC）モノグラフ、文部科学省科学研究費による大規模コホート研究（JACC Study）、厚生労働省がん研究助成金による国立がん研究センターによる多目的コホート研究（JPHC Study）、内外のがん疫学・予防に関する成果に自験例を交えまとめています。なお、参考文献には、わが国における関連の論文・報告などを挙げています。

　皆様のご理解が深まるよう、適宜、図表を作成しました。前出の図表を参照する手間・暇をはぶくために、脚注などをあえて重複記載しています。したがって、気がかりながんの項目だけをピックアップしてマニュアル的に読んでくださってよろしいかと存じます。処々に[解説メモ]とともに、[余聞余話]、[井蛙の見]、川柳（凡句）・狂歌をはさんでいます。

　長生きだけが目的ではありませんが、予防できるがんは予防し、治せるがんは治すというのが本書のコンセプトです。がん1次予防・2次予防に関わる情報を参考にして、生活習慣をリセットし、健康寿命を伸ばし、QOLの高い人生をお送りくだされば幸いです。

第1章
がんの頻度：　罹患と死亡

本章では、主要死因による死亡の現状と動向、がん罹患と死亡の現状と動向について概説します。

主要死因の現状と動向

主要死因の暦年別動向をみると、戦前から抗生物質が発見される前までは、結核が死亡1位でした。人びとの生活は貧しく、塩辛い味噌汁、漬物でめしを食べ、高血圧を背景にした脳血管疾患（脳出血）が死因トップとなり、その状態が30年近く続きました。国民生活が豊かになり、いわゆるライフスタイルの変化（食生活の欧米化、豊饒・アンバランスな食生活、身体不活動・生活不活発を含む）があり、疾病・死因構造も様変わりしています。

　1981年以降、がんが死因1位となり、最近、男女合計で約27％（男性31％、女性23％）を占めます。心疾患が2位となり、脳血管疾患（脳出血は減り、脳梗塞がメインです）は漸減し、3〜5位は近年、脳血管疾患、肺炎、老衰が相前後しています。

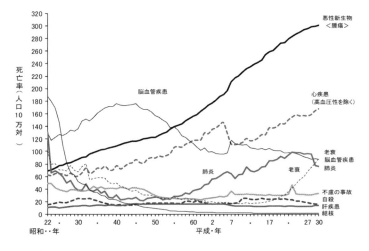

図1-1. 主要死因粗死亡率の年次推移（1947〜2018年）[1]

[1] 厚生労働省：平成30年（2018）人口動態統計月報年計（概数）の概況

がん発生（罹患）の現状と動向

国立がん研究センターがん情報サービス地域がん登録・統計によれば、全がん罹患数は男性、女性とも増加しています。2015年全がん罹患推計数（粗罹患率／対人口10万［/10^5]）は男性517,536人（836.9/10^5）、女性386,378人（592.1/10^5）です。

部位別がん罹患数（粗罹患率）を多い（高い）順に挙げると、男性では胃がん88,618人（143.3/10^5）、大腸がん80,291人（結腸49,504人＋直腸30,787人）（129.8/10^5）、前立腺がん79,631人（128.8/10^5）、肺がん78,414人（126.8/10^5）、肝がん26,764人（43.3/10^5）の順です。

女性では乳がん87,050人（133.4/10^5）、大腸がん60,048人（43,273＋16,775）（92.0/10^5）、胃がん40,263人（61.7/10^5）、肺

がん37,811人（57.9/10^5）、子宮がん（子宮頸がん＋子宮体がん＋他）26,345人（40.4/10^5）の順です。

図1-2. 性別・主要がん年齢調整罹患率（/10^5）の年次推移
（1975～2015年）[1]

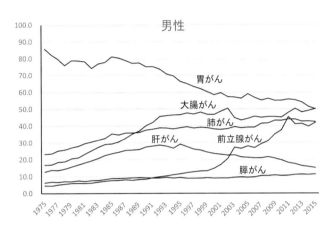

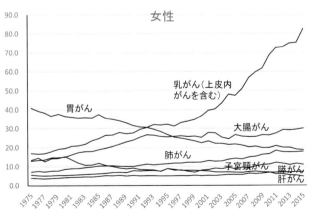

[1]国立がん研究センターがん情報サービス. 地域がん登録全国推計値：
がん罹患データ（1975年～2015年）

全がん年齢調整罹患率(年齢別人口構成の影響を除くために、同じ年齢別人口で重みづけした数値)も緩やかに上昇していましたが、最近、プラトーから低下傾向にあります。

　主要がん年齢調整罹患率(1975〜2015年)の動向をみると、男性では胃がん、肝がんは明らかに低下していますが、大腸がん、前立腺がんは上昇しています。女性も胃がんは低下していますが、乳がん、大腸がん、肺がんは上昇しています。

　国立がん研究センターがん情報サービスに収載された高精度の3地区(山形県、福井県、長崎県)地域がん登録を利用して、最近の全がん累積リスク(他疾病や外因[事故など]で死亡しないという仮定に基づく数値)(0〜84歳)を計算すると、男性70.5%、女性41.2%となり、男性は約1.5人に1人、女性は2.5人に1人がんに罹患するということになります。

発がんはあらゆるひとにヒットする

がん死亡の現状と動向

全がん死亡数も男性、女性とも増加しています。2017年全がん死亡数(粗死亡率[$/10^5$])は男性220,398人(363.2/10^5)、女性152,936人(239.1/10^5)です。

　部位別がん死亡数(粗死亡率)を多い(高い)順に挙げると、男性では肺がん53,002人(87.4/10^5)、胃がん29,745人(49.0/10^5)、大腸がん27,334人(結腸17,564人+直腸9,770人)(45.0/10^5)、肝がん17,822人(29.4/10^5)、膵がん17,401人(28,7/10^5)、前立腺がん12,013人(19.8/10^5)の順です。

女性では大腸がん23,347人（結腸17,785人＋直腸5,562人）（36.5/10⁵）、肺がん21,118人（33.0/10⁵）、膵がん16,823人（26.3/10⁵）、胃がん15,481人（24.2/10⁵）、乳がん14,285人（22.3/10⁵）の順です。

図1-3. 性別・主要がん年齢調整死亡率（/10⁵）の年次推移
（1958〜2018年）¹⁾

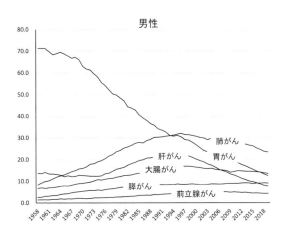

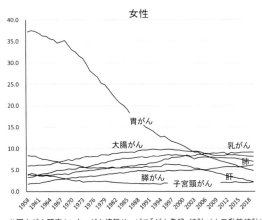

¹⁾ 国立がん研究センターがん情報サービス「がん登録・統計」（人口動態統計）

がん年齢調整死亡率はがん発生予防の実践に加え、住民がん検診・職域健診・人間ドックの普及、がん治療の改善が相まって、男女ともほとんどのがんで横ばいか低下しています。

第**2**章

がん総論： がん発生機序と背景要因

本章では、がんの種類、がん発生機序とその背景要因などについて概説します。

がんの種類

腫瘍（新生物）には悪性腫瘍と良性腫瘍がある。悪性腫瘍には上皮性がん（腫）（狭義のがん）、非上皮性腫瘍の肉腫と造血臓器の腫瘍（白血病、リンパ腫）がある。広義のがんにはすべてが含まれます。

　早期・タイムリーに適切な治療を行なわないと、悪性腫瘍は宿主を死に至らしめる。良性腫瘍は放置しても問題ない。

　がんは多要因・多ヒット・多段階で生ずる。

　宿主要因（遺伝要因［染色体異常、生殖細胞系列遺伝子変異など］、性、加齢［エイジング］を含む）と環境要因（発がん物質［タバコ、アルコールを含む］への曝露、酸化・糖化、慢性炎症、肥満、内臓脂

図2-1. 発がん・促進・増殖プロセス

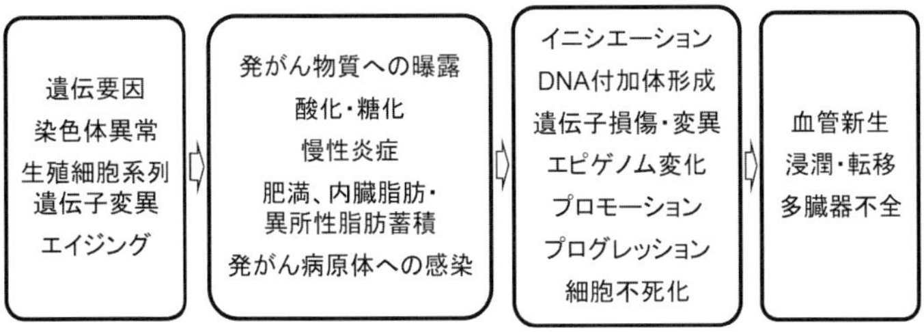

遺伝要因 染色体異常 生殖細胞系列 遺伝子変異 エイジング	発がん物質への曝露 酸化・糖化 慢性炎症 肥満、内臓脂肪・ 異所性脂肪蓄積 発がん病原体への感染	イニシエーション DNA付加体形成 遺伝子損傷・変異 エピゲノム変化 プロモーション プログレッション 細胞不死化	血管新生 浸潤・転移 多臓器不全

肪［腸間膜脂肪］・異所性脂肪［肝臓、膵臓、心臓周囲、筋肉などの脂肪］蓄積、発がん病原体への感染を含む）との多要因交互作用のもとDNA付加体形成、遺伝子損傷・変異などにより発がん起始（イニシエーション）がおこりがん細胞となる。DNA修復機構、免疫監視システムが破綻してがん細胞が排除されず、エピゲノム変化をともない発がん促進（プロモーション）、がん細胞増殖（プログレッション）へ進み細胞不死化がおこる。血管新生、がん浸潤・転移が生じ、多臓器不全に陥る。パラドックス的ですが、細胞の不死化が個体の死をもたらす。

家族性（遺伝性）腫瘍症候群

家族性（遺伝性）腫瘍は遺伝的に規定される症候群です。典型的遺伝性腫瘍は小児におこる網膜芽細胞腫です。大人にみられるものには家族性大腸腺腫症（FAP）、遺伝性乳がん・卵巣がん症候群（HBOC）、リ・フラウメニ症候群、リンチ症候群（遺伝性非ポリポーシス大腸がん［HNPCC］）などがあります。なお、各症候群には多部位のがんが含まれるが、第4章がん各論でのテキスト、表には主要なものを記述しています。

　当該がんの家族歴があり、インデックス腫瘍を含む重複がんがあり、発症年齢が若い場合、家族性（遺伝性）腫瘍症候群を疑い、本人の承諾のもと遺伝カウンセリングがなされます。家族性（遺伝性）腫瘍の専門家、心理的ケアの専門家によるアドバイス、フォローアップを受けましょう。

　遺伝性乳がん・卵巣がん症候群（HBOC）の場合、BRCA1、BRCA2キャリアは乳がん・卵巣がんの累積リスクが40〜90％に上ります（ノンキャリアの場合は10％未満）。2005年ハリウッド女優ア

表2-1. 主な家族性（遺伝性）腫瘍症候群[1,2]

家族性（遺伝性）腫瘍症候群[インデックス腫瘍]	関連遺伝子	食道がん	胃がん	小腸がん	大腸がん	肝がん	胆管がん	膵がん	肺がん	乳がん	子宮体がん	卵巣がん	前立腺がん	精巣がん	腎臓がん	尿路がん	メラノーマ	中枢神経腫瘍	甲状腺がん	内分泌がん	結合組織腫瘍	リンパ腫	白血病	頻度など
網膜芽細胞腫 [網膜芽細胞腫] Retinoblastoma	Rb／がん抑制遺伝子／常染色体顕性遺伝																✓	✓			✓			網膜芽細胞腫 1人/15,000〜20,000出生児
家族性大腸腺腫症 [大腸がん] Familial adenomatous polyposis (FAP)	APC／がん抑制遺伝子／常染色体顕性遺伝		✓	✓	✓	✓	✓	✓											✓	✓	✓			FAPプリバレンス[3] 2〜3/100,000人
遺伝性乳がん・卵巣がん症候群 [乳がん・卵巣がん] Hereditary breast and ovarian cancer (HBOC)	BRCA1, BRCA2など／DNA修復遺伝子／常染色体顕性遺伝							✓		✓	✓	✓	✓			✓								病的バリアント[4]保有者 1/400〜500人
リ・フラウメニ症候群 [骨軟部腫瘍] Li-Fraumeni syndrome	TP53／がん抑制遺伝子／常染色体顕性遺伝	✓	✓		✓			✓	✓	✓		✓			✓		✓	✓	✓	✓	✓	✓	✓	病的バリアント保有者 1/5,000人
リンチ症候群（遺伝性非ポリポーシス大腸がん） [大腸がん] Lynch syndrome (HNPCC)	hMLH1, hMSH2など／ミスマッチ修復遺伝子／常染色体顕性遺伝		✓	✓	✓	✓	✓	✓			✓	✓			✓	✓		✓						HNPCCプリバレンス 1/500人

1) Medical Genomics Reviews. https://mgen.ncgm.go.jp/disease#neoplastic-disease
2) GENE Reviews Japan. http://grj.umin.jp/contents/list.htm
3) プリバレンス＝有病割合
4) バリアント＝遺伝子変異

ンジェリーナ・ジョリーが予防的乳房切除術を受けたことがきっかけとなり、最近、日本でも公的保険適用になりました。

がんリスクの性差

女性はXX染色体（男性はXY染色体）を持つなど遺伝子損傷・変異に対する頑健性があり、また、活性酸素種産生に関わる体内貯蔵鉄量が少ない。多くの発がん環境要因（生活習慣［タバコなど］、発がん病原体への感染、職業性要因、ストレスを含む）への曝露の機会も少なく、おおむね女性の罹患率は男性より低い。
　一方、乳がんは女性に多く、男性vs女性は1:50です。甲状腺が

んも女性に多い。胆管がん、膵がん、メラノーマ、リンパ性白血病の性比も小さい。

加齢とがん

最大のリスクファクターは加齢です。がんの多くは50歳以降の壮年・高齢者に生ずる。がん罹患率・死亡率は年齢の指数関数としてあらわされ、そのべき数が大きいのは前立腺がん、食道がんです。

　エイジングによる遺伝子損傷・変異が大きな原因であり、生きとし生けるものは死するという宿命を示すものです。

　最近、AYA（アヤ）世代（思春期・若年成人）（15〜39歳）のがんが注目されている。この年代のがんは比較的まれですが、女性が男性より多く、思春期がん、家族性（遺伝性）腫瘍症候群が含まれ対応が

図2-2. 性別・全がん年齢階級別罹患率（/10^5）（2015年）[1]

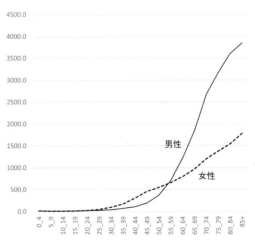

[1] 国立がん研究センターがん情報サービス「がん登録・統計」（人口動態統計）

重要です。

移民のがん罹患

日本人が米国やブラジルに移住すると、母国で低かった結腸がん、乳がん、前立腺がん罹患率が移民先（一世、二世、三世の順）で上昇する。逆に、母国で高かった胃がん罹患率は低くなる。多くのが

図2-3. 日系移民のがん罹患の研究

ロサンゼルス日系移民のがん罹患率[1]

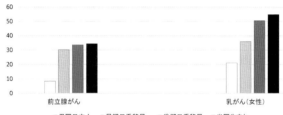

[1] 年齢調整罹患率（年率/人口10⁵対）。宮城県がん登録（1973〜1981年）、ロサンゼルス郡がん登録（1972〜1985年）を参照

Shimizu H, Ross RK, Bernstein L, et al. Cancers of the prostate and breast among Japanese and white immigrants in Los Angeles County. Br J Cancer. 1991;63:963-6.

サンパウロ日系移民のがん罹患率[2]

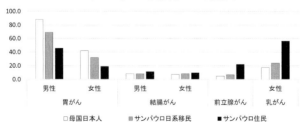

[2] 年齢調整罹患率（年率/人口10⁵対）。宮城県がん登録（1973〜1977年）、サンパウロがん登録（1969〜1978年）およびサンパウロがん登録（1973年）を参照

Tsugane S, de Souza JM, Costa ML Jr, et al. Cancer incidence rates among Japanese immigrants in the city of Sao Paulo, Brazil, 1969-78. Cancer Causes Control. 1990;1:189-93.

んは宿主要因（遺伝要因、加齢を含む）とライフスタイル・生活習慣との多要因交互作用のもと生ずることを示す貴重な観察型研究（自然実験とも言える）です。

解説メモ **氏より育ちか**

疾病リスクに関しても遺伝が強いか、環境が強いか意見が分かれます。移民の研究でお分かりのように、がんの多くは宿主要因（遺伝子［gene］、氏［nature］）と環境要因（模倣子［meme］、育ち［nurture］）との多要因交互作用のもと生ずる。

多くの疫学者は、がんはmemeの影響がgeneより大きいと考え、生活習慣・環境要因を変容してがん予防をめざす。Memeは動物行動学者ドーキンス，R.（「利己的な遺伝子」の著者）による造語です。

これまで発がん機構は宿主要因×環境要因の2要因で説明されてきました。今日、ドライバー遺伝子（がん遺伝子・がん抑制遺伝子など）の発現に関わる第3の要素エピジェネティクスが注目されています。

エピジェネティクス

がんは染色体異常、DNA付加体形成、遺伝子損傷・変異などで生ずる病気です。遺伝子変異には生殖細胞系列遺伝子変異、遺伝子多型（1塩基変異［SNP］［人口当たり1％以上のプリーバレンスである］、マイクロサテライト不安定性［MSI］を含む）および環境発がん物質へ曝露して生ずる体細胞遺伝子変異があります。

最近、DNA塩基配列変化のないエピジェネティクス（染色体不安定性［CIN］［ヒストンの化学的修飾など］、DNAメチル化・アセチル化による遺伝子発現・細胞表現型の制御機構を含む）がプロモーション、プログレッションに重要な役割を果たすことが注目されてい

ます。

　一卵性双生児でも発がんは一致しない。これには遺伝要因と環境要因との交互作用に加え、エピジェネティクスの影響もあると考えられます。

活性酸素種とがん

私どもは産声を上げ、最初の息（空気［酸素］）を喫い、人生の第一歩を踏み出す。多くの動物（生物）の生命活動・維持に酸素は不可欠です。したがって、ヒトが生存する限り、獅子身中之虫のごとく、活性酸素種（ROS［広義の活性酸素］）（フリーラジカル、活性酸素［狭義］を含む）による健康影響を避けられない。

　身体活動エネルギーは細胞内ミトコンドリア電子伝達系・酸化還元反応下で生成され、いろいろな活性酸素種が発生する。身体活動によるカテコールアミン（ノルアドレナリン、アドレナリン）の酸化の際、損傷・炎症の際、また、虚血・再灌流障害（正座してしびれた後に脚を伸ばした時、もしくは、冷たい水仕事をした後に温かい湯に手を入れた時、血流が回復してむず痒さを感ずる状況をイメージするとよい）の際などにも生まれる。活性酸素種やNOなどがDNA付加体形成、遺伝子損傷・変異を招き発がんプロセスが始まる。一方、身体不活動・生活不活発があると、抗酸化作用（スカベンジャー［捕捉］・クエンチャー［鎮静］能力）が低下する。

　活性酸素種と主な抗酸化物質（ビタミン・補酵素、たんぱく質［アミノ酸、酵素］を含む）をリストアップしました。抗酸化物質を含む食品摂取は望ましいことですが、抗酸化ビタミン神話の崩壊の項で述べるように、抗酸化物質（ビタミン、サプリメントなど）の過剰摂取は悪影響をもたらす。

図2-4. 主な活性酸素種[1]

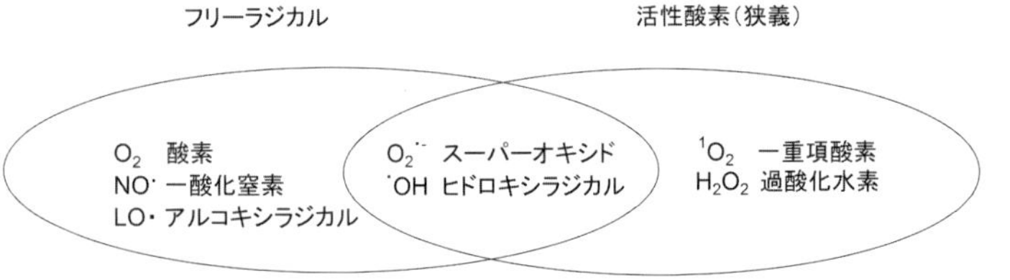

フリーラジカル　　　　　　　　　　　　　　活性酸素(狭義)

O_2　酸素　　　　　　　O_2^{-}　スーパーオキシド　　　$^1O_2$　一重項酸素
$NO^{\cdot}$　一酸化窒素　　　　$^{\cdot}OH$　ヒドロキシラジカル　　H_2O_2　過酸化水素
$LO^{\cdot}$　アルコキシラジカル

[1] 吉川敏一. フリーラジカルの医学. 京府医大誌. 2011;120:381-91.
http://www.f.kpu-m.ac.jp/k/jkpum/pdf/120/120-6/yoshikawa06.pdf

表2-2. 主な活性酸素種と抗酸化物質[1,2]

活性酸素種	抗酸化物質			
	ビタミン・補酵素	たんぱく質		その他
		酵素	アミノ酸	
一重項酸素	ビタミンB_2、ビタミンC β-カロテン、ビタミンE			尿酸
スーパーオキシド (スーパーオキシド アニオンラジカル)	ビタミンC	$SOD^{[3]}$		ビリルビン
過酸化水素	ビタミンC	カタラーゼ、$GPx^{[4]}$		
ヒドロキシラジカル	α-カロテン、β-カロテン ビタミンE		システイン グルタチオン	フラボノイド 尿酸

[1] 三石巖. ガンは予防できる－活性酸素と、ガン予防の新段階. 太平出版社, 東京. 1992.
[2] 吉川敏一. フリーラジカルの医学. 京府医大誌. 2011;120:381-91.
[3] SOD（Superoxide dismutase）=スーパーオキシドディスムターゼ
[4] GPx=グルタチオンペルオキシダーゼ

慢性炎症とがん

炎症は火が2つ重なり、細胞、組織、臓器が炎上している状態がイメージされます。炎症には感染性のものと非感染性のものがあり、急性タイプと慢性タイプがあります。発がん病原体への感染があって治癒しない場合、慢性キャリアとなる。慢性炎症はイニシエーション、プロモーション、プログレッションの通底要因です。

蚊に刺された時、風邪で喉が腫れた時のことを思い出してください。炎症は発赤、発熱（熱感）、疼痛、腫脹、機能障害の5徴候を持つ病態です。少なくとも、がん初期に5サインはありません。したがって、炎症、慢性炎症とがんを関連づけるのは難しく、不思議に思われていました。

　非感染性慢性炎症を一言で述べると、ストレス（広義）で生じたものです。加齢、タバコ、アルコール、アスベスト（石綿）などへの曝露、放射線・紫外線への曝露、ビタミン・ミネラル・栄養素不足、食べ過ぎ、肥満、内臓脂肪・異所性脂肪蓄積、2型糖尿病、メタボリック症候群、過剰な身体活動、身体不活動・生活不活発、ロコモティブ症候群（運動器症候群［ロコモ］）、サルコペニア（筋肉量減少症候群）、フレイル（運動・精神・認知脆弱症）、ホルモンアンバランス、メンタルストレス（狭義のストレス）、睡眠障害、疲労などにより慢性炎症が生ずる。

　免疫は自然免疫、獲得免疫に大別される。獲得免疫の異常としてさまざまな「自己免疫疾患」があります。最近、自然免疫の破綻による「自己炎症性疾患」が提唱されています。いずれも発がんリスクが高い病態です。

発がんは身からでたさびこげがもと
炎症はよろずのがんを引きおこす

第3章
生活要因とがん

本章では、イニシエーション、プロモーション、プログレッションに関わる主な生活習慣要因・ライフスタイル要因（タバコ、アルコール、食品、肥満、内臓脂肪・異所性脂肪蓄積、2型糖尿病、メタボリック症候群、身体活動、睡眠、発がん病原体への感染、ストレス、職業性曝露、放射線への曝露など）について述べます。

1. 宿主要因と環境要因（生活習慣を含む）

がん環境要因を単記するのは古典的アプローチですが、ご参考のために、アメリカのがん要因を紹介します。タバコ、肥満・食事が主要な要因とされ、それに運動不足、職業性曝露、ウイルス、体格が続いています。

　本邦のがん疫学研究や自験例を踏まえて判断すると、わが国でもタバコが最大の要因だと考えられます。食事、肥満、内臓脂肪・異所性脂肪蓄積、2型糖尿病、メタボリック症候群が続きますが、それに関わる身体不活動・生活不活発や飲酒が重要です。日本人はアセトアルデヒド脱水素酵素2ヘテロタイプが白人（コーカソイド）より多く、アルコールの健康影響を受けやすく、アルコール関連がんが少なくない。また、発がん病原体への感染（ウイルスや細菌感染を含む）がんが多いのも特徴です。

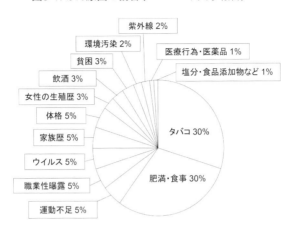

図3-1. がん原因の割合（ハーバード大学報告）[1]

1) Harvard Report on Cancer Prevention Vol.1: Causes of human cancer. Cancer Causes Control. 1996;7(Suppl 1):S3-59.

2. タバコ

タバコは95害あって5利あり？

タバコにはシガー、パイプタバコ、水タバコ、紙巻きタバコ、嗅ぎタバコ、噛みタバコなどがあります。わが国ではシガレットがメインですが、最近、新型タバコ（加熱式タバコ、電子タバコ［e-シガレット］）が販売され、急速に広まっています。

　ひとが作ったものには平和憲法、教育制度、科学・技術、文学、芸術など素晴らしいものがある。一方、戦争、核兵器、AI兵器、温室効果ガス排出、生態系の破綻、貧困・社会格差など問題があるものも多い。しかし、天地創造主（天之御中主神、ヤハウェ、アッラー、ブラフマーを含む）が、生物多様性原則のもと創りたもうた生物（ハエ、蚊、ごきぶり、げじげじ、百足を含む）・物質に瑕疵（かし）などあろう

はずがない。したがって、巷間言われる「タバコは100害あって1利なし」ではなく、少なくとも5利くらいはある。

タバコの5利

タバコを喫えば食事がまずく、肥満、内臓脂肪・異所性脂肪蓄積がおこりにくい。戦争中、前線への食糧補給が滞りがちであったものの、食欲を抑えるタバコの支給は欠かさなかったという。ニコチンは潰瘍性大腸炎を軽快させる可能性があります。いっぷくはドパミンを放出するので、気分転換となり、うつ状態を改善し、パーキンソン病を軽快しうる。マヤ文明でシャーマンはタバコを喫い、コカを摂取して陶酔するなか、聖霊と交流し呪術を行なっていた。手持無沙汰を紛らわし、バーやスナックでの小道具となります。スモーカーは自身を犠牲にして、多額のタバコ税を納め国家財政に貢献し、葉タバコ栽培業者、JTや外国タバコ産業を支援している。タバコ臭が気になるので、消臭・芳香剤、マウスウォッシュ、オーデコロンなどの販売促進、クリーニング店のサポートもしています。

タバコの95害

残り95は害です。タバコ燃焼タール成分中の発がん物質などによる健康影響、ニコチンによる健康危害に2大別されます。

　タバコは単一・最大の発がん要因です。煙中の発がん化学物質は60を上回る。多環芳香族炭化水素（ベンゾ[a]ピレンなど）をはじめ、タバコ特異的ニトロソアミン、一酸化炭素、活性酸素種、ニコチンから生成されるニトロソ化合物が含まれる。DNA付加体形成、遺伝子損傷・変異などによりイニシエーションがおこり、プロモーション、プログレッションへ進行し、タバコによるがん（タバコがん）（口腔・咽頭・喉頭がん、肺がん、膀胱がんを含む）が生ずる。関連のな

いがんをリストアップするのが難しい。

　タバコの煙はCOPD、子どもの喘息、SIDS（乳幼児突然死症候群）もおこす。

ニコチン中毒

ニコチンは血管れん縮を招き、心血管疾患、脳血管疾患の原因となり、動脈硬化症、末梢動脈疾患、歯周病、脂質異常症、2型糖尿病、メタボリック症候群、腎機能障害などを生じ、胎児への影響があります。

　ニコチンは強毒です。致死量は40〜60mg/kgとされ、劇毒ボツリヌス毒素には及ばないが、青酸カリ（シアン化カリウム）（致死量200〜300mg/kg）より強い。シガレットを水槽に投げ込むと金魚はすぐ死にます。某小学校への出前授業「防煙教室」で実験デモをしたところ、「金魚がかわいそう」「子どもの教育によくない」というクレームが出ました。

　乳幼児がタバコを食べると死に至ります。なぜなら、紙巻きタバコ1本にはニコチン10〜30mgを含み、乳幼児の致死量は10〜20mgだからです。スモーカーはご用心ください。

喫煙は確実に緩死をもたらす

タバコは出火原因（放火についで2位）であり、災害死にもつながる。「飲酒（運転）即死」ですが、「喫煙緩死」です。しかし、「確実死」「緩やかな自死」です。

　スモーカーは自身の健康を損なうために、平均¥18,000（¥600×30日）/月を出費している。

　貝原益軒は「烟草は性毒あり。烟をふくみて、眩（めま）ひ倒るる事あり。習へば大なる害なく、少しは益ありといへ共（ども）、損多し。

病をなす事あり。又火災のうれひあり。習へばくせになり、むさぼりて、後には止めがたし。事多くなり、いたつがはしく家僕を労す。初めよりふくまざるにしかず。貧民は費（ついえ）多し。」と言っています。300年前の「養生訓」が、今日でもほぼ当てはまります。

解説メモ **タバコがんに関する研究**

米国のホフマン, F.L.（1931年）はがん患者の喫煙率の観察、喫煙率とがん死亡率のトレンド分析などを行ない、喫煙が口腔、咽頭・喉頭、食道、肺がんリスクを高めると報告した。その後、ドイツのミュラー, F.H.（1939年）、シャイレル, E.とシェニゲル, E.（1943年）は症例対照研究を実施し、喫煙と肺がんとの関連を示唆している。ほぼ10年後、米国のウインダー, E.ら（1953年）は動物実験を行ない、タバコ煙の発がん性を立証した。

　ドル, R.とヒル, A.B.（1954年）は英国医師24,389人をトレースして死因

図3-2. タバコが主要疾病・がん死亡に及ぼす影響のハザード比[1]

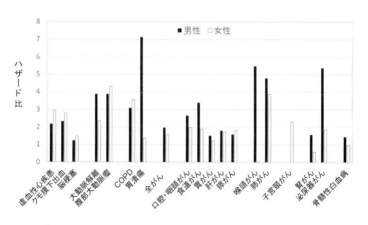

[1] Katanoda K, Marugame T, Saika K, et al. Population attributable fraction of mortality associated with tobacco smoking in Japan: a pooled analysis of three large-scale cohort studies. J Epidemiol. 2008;18:251-64.
ハザード比＝相対危険度

を調べ、喫煙者（25g/日）に肺がん死亡の相対危険度（喫煙者リスクvs非喫煙者のリスク）1.77を観察している。ハモンド, E.C.とホーン, D.（1954年）は、米国人男性178,766人をフォローし、喫煙者中に肺がん13.5%の超過死亡を認めています。

　わが国では国立がんセンターがん疫学部長平山雄博士の先見的研究を皮切りに、近年では古野純典博士ら、祖父江友孝博士ら、片野田耕太博士らの研究により、タバコが肺がんだけでなくさまざまな疾病の原因であり、人口寄与危険度（ある要因曝露が健康事象リスクなどへ寄与する割合）も大きいことが確認されています。

図3-3-1. タバコによる主要疾患とがん死亡の人口寄与危険度（男性）[1]

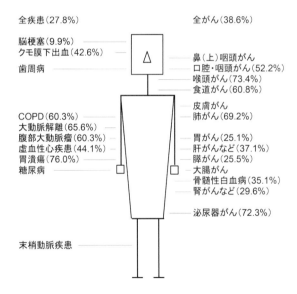

全疾患（27.8%）　　　　　　　　　全がん（38.6%）

脳梗塞（9.9%）
クモ膜下出血（42.6%）　　　　　　鼻（上）咽頭がん
　　　　　　　　　　　　　　　　　口腔・咽頭がん（52.2%）
歯周病　　　　　　　　　　　　　　喉頭がん（73.4%）
　　　　　　　　　　　　　　　　　食道がん（60.8%）

　　　　　　　　　　　　　　　　　皮膚がん
COPD（60.3%）　　　　　　　　　　肺がん（69.2%）
大動脈解離（65.6%）
腹部大動脈瘤（60.3%）　　　　　　　胃がん（25.1%）
虚血性心疾患（44.1%）　　　　　　　肝がんなど（37.1%）
胃潰瘍（76.0%）　　　　　　　　　　膵がん（25.5%）
糖尿病　　　　　　　　　　　　　　大腸がん
　　　　　　　　　　　　　　　　　骨髄性白血病（35.1%）
　　　　　　　　　　　　　　　　　腎がんなど（29.6%）

　　　　　　　　　　　　　　　　　泌尿器がん（72.3%）

末梢動脈疾患

[1] Katanoda K, Marugame T, Saika K. *et al*. Population attributable fraction of mortality associated with tobacco smoking in Japan: a pooled analysis of three large-scale cohort studies. J Epidemiol. 2008;18:251-64.
人口寄与危険度＝ある要因曝露が健康事象リスクなどへ寄与する割合。例えば、男性肺がんの原因の約70%はタバコだと読む

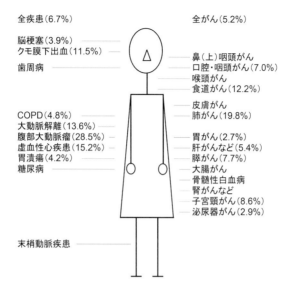

図3-3-2. タバコによる主要疾患とがん死亡の人口寄与危険度（女性）[1]

全疾患（6.7%）　　　　　　　　　　　全がん（5.2%）

脳梗塞（3.9%）
クモ膜下出血（11.5%）
歯周病
　　　　　　　　　　　　　　　　　鼻（上）咽頭がん
　　　　　　　　　　　　　　　　　口腔・咽頭がん（7.0%）
　　　　　　　　　　　　　　　　　喉頭がん
　　　　　　　　　　　　　　　　　食道がん（12.2%）

　　　　　　　　　　　　　　　　　皮膚がん
COPD（4.8%）　　　　　　　　　　　肺がん（19.8%）
大動脈解離（13.6%）
腹部大動脈瘤（28.5%）　　　　　　　胃がん（2.7%）
虚血性心疾患（15.2%）　　　　　　　肝がんなど（5.4%）
胃潰瘍（4.2%）　　　　　　　　　　　膵がん（7.7%）
糖尿病　　　　　　　　　　　　　　　大腸がん
　　　　　　　　　　　　　　　　　骨髄性白血病
　　　　　　　　　　　　　　　　　腎がんなど
　　　　　　　　　　　　　　　　　子宮頸がん（8.6%）
　　　　　　　　　　　　　　　　　泌尿器がん（2.9%）

末梢動脈疾患

[1] Katanoda K, Marugame T, Saika K. et al. Population attributable fraction of mortality associated with tobacco smoking in Japan: a pooled analysis of three large-scale cohort studies. J Epidemiol. 2008;18:251-64.
人口寄与危険度＝ある要因曝露が健康事象リスクなどへ寄与する割合。例えば、女性肺がんの原因の約20%はタバコだと読む

新型タバコ

最近、外国タバコ産業、JTが新型タバコを販売し、市場に出回っています。

　加熱式タバコは粉末状タバコ葉に加熱プロピレングリコール、グリセロールを通し、ニコチン蒸気（エアロゾル）を喫うものです。e-シガレットはニコチン液を加熱し、その蒸気を喫います。タバコとは無「縁」なので、e-シガレットという名称はおかしい。通常の喫煙はスモーキングですが、新型タバコはベイピングと言います。

　シガレットの燃焼温度は700〜900℃であり、燃焼煙（主流煙、副

流煙）、タール発がん物質が発生します。一方、加熱式タバコの温度
は、IQOS（アイコス）約300℃以下、Glo（グロー）約250℃、Ploom
TECH（プルームテック）約40℃です。燃焼煙は出ず、発がん物質も
少ない。

　新型タバコによる長期健康影響の報告はまだない。タバコ2大健
康危害のうち、ニコチンによる危害は残るが、発がんリスクは低減す
ると考えられる。

　英国ではe-シガレットを燃焼型タバコの代替品として認めていま
す。シガレットはQuit or die.（止めるか死か）、e-シガレットはQuit
or try.（止めるかやってみるか）とされます。禁煙がベストですが、ハー
ムリダクション（危害削減）の観点から新型タバコの選択もありとい
う考えです（大島明博士）。一方、サンフランシスコ市では販売禁止
するなど相反する対応です。

　新型タバコは臭いが少ない。いつでもどこでもベイピングしうる。
時と場所の規制が緩い。ニコチン含有量表示を義務づけるべきで
す。ニコチン危害（中毒と健康影響）に特化したものがよい。なぜな
ら、ニコチンを多く摂取し、ニコチン依存症・中毒が助長され、ベイ
ピングからの離脱が難しくなるからです。

ニコチン中毒の成立

喫煙はニコチン中毒・依存症であり、ドパミン渇望症です。ドパミン
脳内報酬（快感［快楽］追求）システムが成立しています。

　ニコチンの強化・中毒性は麻薬ほどではないが、耐性は麻薬に比
肩し、依存が非常に強い。禁煙を始めると退薬（離脱）症状（コール
ドターキー症状＝いらいらする、集中力が落ちる、気が沈む、眠くな
るなど）があります。

防煙、禁煙（減煙・節煙・断煙）、分煙

防煙は小学校などでタバコの危害、ニコチン中毒、禁煙が難しいことに関する教育を行ない、タバコへの接触を防ぎ、安易に喫煙を始めない（造語すれば、入煙、開煙をしない）ようにするものです。徹底して実施することで、将来、タバコゼロ社会を実現できる。

　禁煙には本数を少しずつ減らす減煙・節煙か、キッパリ止める断煙があります。減煙・節煙・断煙はなかなかうまくいかない。せいぜい禁煙補助剤を利用し、断煙したい。

　分煙は不本意に嫌々させられる間接喫煙（環境喫煙、セカンドハンド喫煙、受動喫煙）を防ぐものです。この対策については、別項で述べます。

禁煙・卒煙の動機

自分の禁煙・卒煙のメリットを目標にして、禁煙にチャレンジしましょう。

　大人の真似をし、悪友の仲間入りしたく、喫煙を始めたのです。ゲーッときたことを思い出してみたい。すぐ、のめり込んでスモーカー、ニコチン中毒になり、ニコチンが言うまま残念な習癖を続け、主客転倒がおこっています。卒煙してノンスモーカーになるチョイスをして、自己ルネサンスを図りたいものです。自分だけはタバコによる疾病（タバコ病）にかからないという甘い正常性バイアスは捨てましょう。

　2017年の喫煙率は男性で29.8％（初めて30％を割りました）、女性で7.2％と低下しています。その後も低下傾向にあります。もはや、喫煙者はマイノリティです。

禁煙・卒煙のメリット

禁煙・卒煙すれば、食べものが旨くなり（つい、食べ過ぎるのが玉に

瑕です)、空気が美味しく、咳・痰が出ず、息切れしなくなる。やに臭さが消え、肌つやがよくなり、身も心も爽快になる。タバコ代がたまり、卒煙できた自分が好きになります。

「長年喫ってきたので、今さら禁煙なんて」と言わないでください。多くのタバコ病を予防し、当該疾病の進展を抑えられます。10年禁煙すれば、多くのがんリスクは半減し、15年続ければ非喫煙者レベルに近づきます。がんにかかってからでも遅くない。当該がんの治療効果を上げ、再発がん、第2がんリスクを下げます。

坂田律博士らの研究によれば、喫煙者と非喫煙者の全死因による死亡率比は男性2.21、女性2.61です。喫煙で男性は8年、女性では10年短命になる。平均寿命の1割以上の年数です。禁煙は寿命も回復します。

禁煙・卒煙サポート

禁煙サポートに5A＋Rが提唱されています。Ask（喫煙の有無を質問する）、Assess（禁煙の意思を評価する）、Advise（喫煙者に禁煙を指導する）、Assist（禁煙をアシストする）、Arrange（対面・電話でのフォローアップを調整する）＋Refer（専門機関への紹介）です（中村正和博士）。

禁煙療法にはニコチン置換療法（ガム、トローチ、パッチ、点鼻スプレー・口内吸入）、禁煙補助剤（バレニクリン酒石酸塩［チャンピックスなど］）があります。ニコチン置換療法のうち、ガムやトローチはその行為が習慣となり、パッチはパッチから抜け出せません。禁煙補助剤はニコチンとニコチン受容体（アセチルコリン受容体の一種）との結合をブロック（競合的結合）するものです。うまく利用すれば卒煙がスムーズです。

スモーカーになったのを本人のせいだけにすることはできません。なぜなら、家族に喫煙者がいたこと、依存症遺伝子などを共有していること、防煙教育が十分でなかったことに加え、サポート体制が不十分だったのかも知れません。スモーカーを隔離・排除するだけの短絡的対策ではなく、家族・地域・職場において共生社会を生きていることを忘れないようにしたい。

　健康至上主義（健康病とも言える）の立場から、健康カルト・ハラスメント、生活習慣（喫煙、飲酒を含む）・健康状態（肥満、内臓脂肪・異所性脂肪蓄積、2型糖尿病、メタボリック症候群を含む）・容姿でレッテルを貼り、多様性の不寛容、差別・いじめ、教育・就職のチャンスの侵害などが散見されます。自助欠如のせいにする対応も心貧しい。

喫煙者を減らす方法

日本で実施されているタバコ対策（有害性の警告表示、マスメディアキャンペーン、広告・販促・後援の禁止など）は中途半端だ。2005年以降、タバコ箱30％程度の広さを使い、喫煙者の健康に対しては「喫煙は、あなたにとって肺がんの原因の一つとなります。」「喫煙は、あなたにとって心筋梗塞の危険を高めます。」「人により程度は異なりますが、ニコチンにより喫煙への依存が生じます。」「妊娠中の喫煙は、胎児の発育障害や早産の原因の一つとなります。」、環境喫煙に関しては「たばこの煙は、あなたの周りの人、特に乳幼児、子供、お年寄りなどの健康に悪い影響を及ぼします。喫煙の際には、周りの人の迷惑にならないように注意しましょう。」と細かい文字で書いてあるだけです。まさに、警告文は小さすぎて読めない！

　東京2020五輪・パラリンピックを機に、警告表示が50％以上にされている。それでもまだ生ぬるい。多くの国（開発途上国を含む）で

は真っ黒な肺がん、舌がんを摘除した状態、COPDで苦しむ患者などカラー写真がパッケージ一杯に掲載されています。タイでは購買意欲を上げないように、ボックスはシンプルな表示です。

2015年度のタバコによる総損失額（医療費、関連介護費、火災を含む）は2兆500億円と推計されています。その損失を避けるうえでも、喫煙者を減らすべきです。今日、選挙のない頃（選挙後を含む）を見計らい、気づかせぬように1本1〜2円程度の値上げをしています。国民の生命・健康への配慮はなく、真綿で喫煙者の首を絞めるがごとき（生かさず殺さずの）スタンスであり、タバコ税収、国の財政・経済振興、葉タバコ栽培業者、JT・外国タバコ産業のサポートを重視した政策です。

禁酒法はマフィアを登場させ、ギャングが暗躍する社会を生み、失敗しました。少なからず喫煙者がいる状況での禁煙法制定は容易でない。喫煙率を効果的に下げるには、ぜいたくな嗜好品とみなし、大幅な値上げ（1箱¥1,000〜¥2,000）が考えられる。まず中高生が買えない。もし、それができないのであれば、防煙教育、環境喫煙対策、禁煙・卒煙サポート、タバコの健康影響の警告表示をしっかり行なうべきです。

なお、アカデミアではタバコ産業からの研究費受託の自粛、研究費を受けた研究報告の審査・掲載の禁止など自主規制がされている。

環境喫煙対策

わが国の環境喫煙対策はまず健康増進法（健増法）（平成14年[2002年]法律第103号第25条）に規定されています。WHO勧告に沿い、国は「健康増進法の一部を改正する法律」（改正健増法）（平成30年[2018年]法律78号）を制定し、居合わせた人の健康を

守り、嫌煙権を保護するために、環境喫煙対策が法制化されている。

　主流煙および副流煙に曝露する喫煙者のタバコ病リスクが高いのは当然です。発がん物質・ニコチンなど粒子状物質は副流煙のほうが多い。締め切った部屋、レストランなどの場で、乳幼児、小児、女性・妊婦などが望まない間接喫煙（受動喫煙、環境喫煙、セカンドハンド喫煙）をして、健康障害をおこすのは問題です。タバコの臭いで食事をまずくするのも不幸です。

井蛙の見　敷地内禁煙vs建物内禁煙vs（建物内）分煙

環境喫煙対策を厳しい順に並べると、敷地内禁煙、建物内禁煙、（建物内）分煙となります。

　旧聞に属し、こだわった話です。スキップされるか、流し読みください。健増法に規定された受動喫煙の防止に沿い、「少なくとも官公庁と医療機関においては全面禁煙（つまり、敷地内禁煙）とすることが望ましい」と明記されていました。

　2006年某月某日教授会において、医学部・病院キャンパス・大学病院での敷地内禁煙の方針が審議されました。某教授もなんらかの環境喫煙対策を講ずべきだと思っていたが、執行部の提案とは異なるものでした。

　某教授のポイントは以下の2つです。

　①まず、官公庁（強者）が敷地内禁煙を達成したうえで、病院、患者さん（弱者）にお願いするのが筋だと考えていた。なぜなら、健増法施行後も多くの官公庁は（建物内）分煙のまま（一部、建物内禁煙）であることを知っていたのです。

　②敷地内禁煙ではなく建物内禁煙にして、敷地内の適地に喫煙用あずまやを作ってはどうかと具申した。しかし、多数決で某大学医学部・病院は敷地内禁煙となった。

　敷地内禁煙は周辺の路上喫煙がおこりうる。案の定、患者さんが点滴セットをごろごろ引き、病院周辺公道で路上喫煙をされ、通行中の方々（子ども

を含む)がタバコ煙に曝露し、喫い殻が道路に廃棄されていました。大学当局は公道に面した垣根、石積みには座れないように白いロープを張り巡らした。これは単細胞的発想であり、かつての感染症隔離政策を想起させた。

公衆衛生学教授の風狂と嗤われ、当時の医学部長、病院長から帰属意識のない寝ぼけと叱責されました。病院経営上の観点から、ニコチン依存症管理料の診療報酬収入が入用であり、本省のアメとムチ規制に従わざるをえなかったのでしょう。

後日談です。とは言っても2018年のことです。改正健増法によれば、「学校・病院・児童福祉施設等、行政機関、…などは敷地内禁煙である」とされています。しかし、※「屋外で受動喫煙を防止するために必要な措置がとられた場所に、喫煙場所を設置することができる」という注釈(言い訳、逃げ道)がつけられ、来庁喫煙者の便宜を隠れ蓑にして、官公庁(厚労省を含む)は晴れて建物内禁煙ということになりました。

井蛙の見　国会議事堂での喫煙

健増法および改正健増法を制定された先生方は、健増法下では国会議事堂敷地内禁煙を守らず、改正健増法下においても建物内禁煙を遵守していない。

新聞報道(2020年4月1日)によれば、委員会室から灰皿が撤去されたとあった。これは国会議事堂内で喫煙されているということです。衆参両院で18ヶ所の喫煙室(本会議場入口付近を含む)(新聞報道[2021年2月5日])があり、議員控室は喫煙可である。一般国民には敷地内禁煙、建物内禁煙を強いながら、自分は建物内で煙をくゆらせている。選良の△△さんには率先垂範の気概はないのだろうか。「先ず隗より始めよ」「己の欲せざるところ、人に施すことなかれ」という言葉をご存じないのでしょうか。

あらためて、健増法では「少なくとも官公庁と医療機関においては全面禁煙とすることが望ましい」とされ、改正健増法によれば「学校・病院・児童福祉施設等、行政機関、…」とある。厳密に言えば、国会は立法府であり行政機関ではない。改正健増法による縛りを受けないのかも知れない。セン

セ一方のご意向を忖度して、官僚(法令キャリア)は言い逃れを準備しておいたのだろうか。さすが、賢い。

　国民に選ばれた方々なので、さまざまな優遇(①国庫から相当額の歳費受領権[歳費、期末手当、調査研究広報滞在費、立法事務費、議会雑費など]、②国会開催中の不逮捕特権、③院内での演説、討論、表決などの免責特権を含む)が付与されています。しかし、立法府の議員として、自ら決めた法律を守らないという特権はありません。

タバコには95害5利ありか
喫煙は万病おこすレッドカード
喫煙は寿命10年煙とす

ニコチンに振り回される生活に　きっぱりおさらばがんにもグッバイ
禁煙は遅きに失せず　悪癖を絶てば確かにがんが遠のく
喫煙はもっとも止むべき習癖か　絶てば感ずる生命の再生
喫煙はあまたのがんを引きおこす　関連なきもの挙げるが難し

3. アルコール

がん疫学者は「タバコは100害あって1利なし」と厳しい。しかし、アルコールになると口をつぐむ。ダブルスタンダード的対応です。私もその1人です。言行不一致の指摘に襟を正し、自省をこめて健康影響に関する報告から始めます。

　アルコールは生存に必須でなく、本来、毒です。飲み過ぎると健康に悪い。「酒飲んで死んだは泥鰌ばかり」と言われますが、戯言です。酒は百薬の長どころか、百害の種です。

　薬は適量であれば薬効があります。投与量が多いと副反応があ

り、クスリはリスクだとされます。健やかな時に服薬しない。いわん
や酒をや。冠婚葬祭(ハレの日)、遠方より来たる朋と酌み交わす時
などを除き、普段は飲まぬがよい。

　アルコール関連疾病が増え、今や世界中で7位の死亡原因となっ
ています。WHO、世界疾病負担研究グループは、そもそも適正飲酒
などなく、目安量もゼロがよいと断じています。パブやギネスビール
で有名なアイルランドでさえ、最近、アルコールとがんとの関連の警
告表示を義務づけています。

アルコールの害

まず、急性アルコール中毒です。これまで酒を飲んだことがなく、自
分が飲めるのか飲めないのかを知らず、新入生歓迎コンパなどで
一気飲みした場合におこる。特に、酒を飲めないタイプ、少しは飲め
るタイプはアルコールを代謝できず、ほろ酔い、初期酩酊を通り越
し、酩酊(小脳麻痺の状態)→泥酔(海馬麻痺の状態)→ついに昏睡
(延髄麻痺[呼吸抑制]の状態)となり死亡します。これはアルコー
ルC_2H_5OHが分子量46と小さく、血液脳関門(BBB)を容易に通り抜
け、脳の麻痺をおこすからです。なお、最小致死量は1.4g/kgです。

　ナイトキャップ(寝酒)をする方がいます。少量にとどめたい。なぜ
なら、アルコールには利尿作用があり、中途覚醒(夜中に目が覚め
ること)があり、睡眠が浅く質が落ち、心身症、うつ病や認知症を生
ずる。血液濃縮を招き、循環器疾患(心筋梗塞、脳血管疾患[脳卒
中]を含む)がおこる。

　常習飲酒者は慢性肝炎(細胞死⇄線維化)→脂肪肝・肝硬変(再
生⇄増殖)から肝がん、また、慢性膵炎(細胞破壊⇄線維化)→脂肪
膵(再生⇄増殖)を経て膵がんへ進展する。その他のアルコール関
連がんには口腔・咽頭・喉頭がん、食道がん、大腸がん、乳がんなど

が含まれます。循環器疾患では高血圧症、心疾患（心房細動を含む）（なお、非致死性冠動脈疾患リスクは下がることが示唆されています）、脳血管疾患があり、他には食道炎、胃炎、2型糖尿病、メタボリック症候群、骨粗しょう症、大腿骨頭壊死などがあります。

　長期多量飲酒者はアルコール症（アルコール依存症、アルコール中毒症）になる。中核的症状には飲酒コントロール障害（連続飲酒）、アルコールへの精神依存（不眠、不安、イライラ感、うつ、幻視、幻覚など）と身体依存による自律神経症状（発汗、震えを含む）、ウェルニッケ・コルサコフ症候群（ビタミンB_1［チアミン］の消耗・欠乏による脳障害、眼球運動障害、随意協調運動障害［運動失調］など）を生ずる。多量飲酒を続けるとアルコール性肝性脳症、アルコール性認知症、脳萎縮などへ進展する。

　随伴症状には家庭内暴力・夫婦不和・異常性行動、仕事上のミス・対人問題、事故（溺死を含む）、自死・他殺などがある。飲酒運転

表3-1. アルコールとがん[1]

	リスクが上昇するがん	リスクが低下するがん
確実ながん	口腔・咽頭・喉頭がん 食道がん（扁平上皮がん） 食道がん（腺がん） 大腸がん 肝がん 閉経後乳がん	
ほぼ確実ながん	鼻（上）咽頭がん 胃がん 胆管がん 膵がん 閉経前乳がん	腎がん

[1] World Cancer Research Fund/American Institute of Cancer Research. Diet, Nutrition, Physical Activity and Cancer: a Global Perspective. A Summary of the Third Expert Report, Continuous Update Project Expert Report. World Cancer Research Fund International, 2018.

をすれば事故死、事故をおこせば社会的地位を失う。

　ドローン飲酒操作は禁止になっています。航空パイロットの飲酒操縦が報道されましたが、「飛」んでもない話です。

　アルコールの健康影響には後述する遺伝子多型に加え性差もある。女性ではエストロゲン（卵胞ホルモン）量、体内水分量への影響がある。妊婦が飲酒すると胎児の脳障害や奇形などをおこす。

　肝臓は寡黙でタフですが、肝腎な臓器です。日々には適量とし、かねてより休肝日を設けるなど、優しくいたわって飲みたい。「男は（女性も）タフでなければ生きて行けない」、肝臓に「優しくなれなければ生きている資格がない」のです。

アルコール代謝に関わる遺伝子多型

アルコールはまずアセトアルデヒドへ、次いで炭酸ガスと水へ代謝されます。詳細は竹下達也博士の論文を参照されたい。

　最初のステップは80〜90％アルコール脱水素酵素1B（ADH1B）、10〜20％薬物代謝酵素・チトクロームP450（CYP2E1）およびカタラーゼが関与し、アセトアルデヒドへ中間代謝される。後半のステップは主にアセトアルデヒド脱水素酵素2（ALDH2）が関わり、酢酸を経て、炭酸ガス（CO_2）と水（H_2O）になります。

自分のALDH2遺伝子多型のタイプを知ろう

アルコールを飲み始める前、20歳の誕生日、成人式、就職（入社）時もしくは大学入学時に、ALDH2のタイプを知り、適正飲酒を心がけたい。

　正確には、血液を採取して遺伝子多型を調べます。

　簡易法にはアルコールパッチテストがある。正しくは、ALDH2遺伝子多型のタイプを知るものです。アルコールを湿らせたパッチを

上腕内側に7分ほど貼付します。アルコールを飲めない変異型（飲めないタイプのホモ接合体）の方はパッチを剥がした直後に発赤し、ヘテロ型（ヘテロ接合体）の方は10分後に発赤する。野生型（飲めるタイプのホモ接合体）の方に変化はありません。

　もっとも簡便なものはフラッシング法です。変異型の方は奈良漬け、ウイスキーボンボンで紅潮（フラッシング）し、おちょこ一杯の日本酒で頭が痛くなる。飲んではいけません。ヘテロの方はビールコップ一杯でフラッシングしますが、多少飲めます。つい飲み過ぎてアセトアルデヒドがたまり、健康影響（特に、発がんリスク）が大きい。野生型はビールコップ一杯くらいではなんともない。大量に飲めるのでアルコール症のリスクがある。

　図示したように、野生型の日本酒4合の健康影響（特に、脳への影響）はヘテロで1合、変異型ではおちょこ1杯相当ということになります。

図3-4. アセトアルデヒド脱水素酵素2（ALDH2）遺伝子多型
（濱嶋信之博士　作図改変）

Glu/Glu(野生)型　　　Glu/Lys(ヘテロ)型　　　Lys/Lys(変異)型

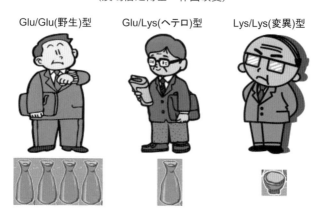

飲めない変異型の方、少々は飲めるヘテロの方は、アルハラに
遭った場合、きっぱり断りましょう。
　なお、ADH1BとALDH2との差異を要約すれば、ADH1Bは酒が好
きか嫌いか（嗜好性）、ALDH2は酒に強いか弱いかのマーカーです。

毒なれば薬も酒も匙かげん
今宵また半酔レベルで止められず…

飲酒量遺伝子型に分けて知る　適正量とほろ酔いかげん
タバコ止め酒控えれば避けられる　慢性炎症とさまざまのがん

適正飲酒のすすめ

以上、アルコールの害を述べました。どうしても飲みたい方は「適正
飲酒の10か条」を参考にしてください。

表3-2. 適正飲酒の10か条[1]

1.　談笑し　楽しく飲むのが基本です
2.　食べながら　適量範囲でゆっくりと
3.　強い酒　薄めて飲むのがオススメです
4.　つくろうよ　週に二日は休肝日
5.　やめようよ　きりなく長い飲み続け
6.　許さない　他人（ひと）への無理強い・イッキ飲み
7.　アルコール　薬と一緒は危険です
8.　飲まないで　妊娠中と授乳期は
9.　飲酒後の運動・入浴　要注意
10.　肝臓など定期検査を忘れずに

[1] アルコール健康医学協会（公益社団法人）
お酒と健康. 適正飲酒の10か条.
http://www.arukenyo.or.jp/health/proper/index.html

「養生訓」には「酒は天の美禄なり。酒は微酔にのみ、半酣をかぎりとすべし。酒は微酔にのみ、花は半開に見る。酒を多く飲む人の長命なるはまれなり。酒は半酔にのめば、長生の薬となる。中風は下戸にはまれ也。もし、下戸にあるは、肥満したる人か、或気少なき人なり」とある。

　ビールが美味しいのは最初の一口（一杯）だけです。あとは惰性です。「酒は三献に限る」と言われるとおり、ほろ酔い、半酣、半酔、微醺、微酔にしたい。

　適量ならば脳内麻薬ドパミンが放出され愉快になり、善玉HDLコレステロール（HDL-C）量が増える。

純アルコール量の単位（ドリンク）

適正飲酒のためには純（ネット）アルコール量を知らねばなりません。

　純アルコール量はアルコール飲料の量×濃度（容量%）×0.8（度数［容量%］から重量%への換算）と計算される。今日、純アルコール量10gを1ドリンク（単位・ユニット）としています。「健康日本21」では、「アルコール代謝能を有する」日本人の「節度ある適度な飲酒」は1日平均純アルコール量20g（2ドリンク）です。

アルコールのエネルギー（カロリー）量

純アルコール量1gで約7kcalです。だらだらと晩酌すればエネルギー摂取過剰になるのは必定です。

　蒸留酒はアルコール量だけ考えればよい。つまり、蒸留酒は栄養分（糖質、ビタミン、ミネラルなど）を含まず、エンプティ・フードです。

　醸造酒（日本酒、ワイン、ビールを含む）は糖質のエネルギー量を加える必要がある。日本酒1合には約10g、ビール500mlには約20gの炭水化物成分が含まれる。ビールや発泡酒のコマーシャルにカロリーオフとあるが、炭水化物含有量は0という意味です。

表3-3. アルコール種類別ドリンク数とエネルギー量

アルコール	量	濃度	純アルコール量	ドリンク数	エネルギー量[a] （純アルコール量x7 kcal + 糖質量x4 kcal）
ビール	350mL	5%	350×0.05×0.8[b]=14.0g	約1.5	約100kcal+糖質量×4kcal
	500mL		500×0.05×0.8=20.0g	2	140kcal+糖質量×4kcal
日本酒	180mL(1合)	15%	180×0.15×0.8=21.6g	約2	約151kcal+糖質量×4kcal
ワイン	180mL(1合)	15%	180×0.15×0.8=21.6g	約2	約151kcal+糖質量×4kcal
焼酎	100mL	25%	100×0.25×0.8=20.0g	2	140kcal
ウイスキー	30mL(シングル)	45%	30×0.45×0.8=10.8g	約1	約 76kcal
	60mL(ダブル)		60×0.45×0.8=21.6g	約2	約151kcal

[a] 醸造酒には糖質が含まれるので、そのエネルギー量を加算する必要があります
[b] 重量換算＝容量%から重量%への換算率

表3-4. 血中アルコール濃度と酔いの程度[1]

アルコール量	血中アルコール濃度 （mg/dL）（%）	酔いの程度 酔いの症状	脳の状態
ビール中びん（〜1本） 日本酒（〜1合） ウイスキー・シングル（〜2杯）	20〜40 mg/dL （0.02〜0.04%）	**爽快期** さわやかな気分になる 皮膚が赤くなる 陽気になる 判断力が少しにぶる	理性をつかさどる大脳皮質の活動が低下し、抑えられていた大脳辺縁系（本能や感情をつかさどる）の活動が活発になる
ビール中びん（1〜2本） 日本酒（1〜2合） ウイスキー・シングル（3杯）	50〜100 mg/dL （0.05〜0.10%）	**ほろ酔い期** ほろ酔い気分になる 手の動きが活発になる 抑制がとれる（理性が失われる） 体温が上がる 脈が速くなる	
ビール中びん（3本） 日本酒（3合） ウイスキー・ダブル（3杯）	110〜150 mg/dL （0.11〜0.15%）	**酩酊初期** 気が大きくなる 大声でがなりたてる 怒りっぽくなる 立てばふらつく	
ビール中びん（4〜6本） 日本酒（4〜6合） ウイスキー・ダブル（5杯）	160〜300 mg/dL （0.16〜0.30%）	**酩酊期** 千鳥足になる 何度も同じことをしゃべる 呼吸が速くなる 吐き気・おう吐がおこる	小脳が麻痺すると、運動失調（千鳥足）状態になる
ビール中びん（7〜10本） 日本酒（7合から1升） ウイスキー・ボトル（1本）	310〜400 mg/dL （0.31〜0.40%）	**泥酔期** まともに立てない 意識がはっきりしない 言語がめちゃめちゃになる	海馬（記憶中枢）が麻痺すると、現状を記憶できない（ブラックアウト）状態になる
ビール中びん（10本以上） 日本酒（1升以上） ウイスキー・ボトル（1本以上）	410 mg/dL〜 （0.41%〜）	**昏睡期** ゆり動かしても起きない 大小便はたれ流しになる 呼吸はゆっくりと深い 死亡	脳全体に麻痺が広がる。延髄が麻痺すると、呼吸が停止し死にいたる

[1] ビール酒造組合. 日本洋酒酒造組合. 適正飲酒のススメ（引用改変）
http://www.brewers.or.jp/contents/pdf/susume.pdf
アルコール量、血中アルコール量、酔いの程度、酔いの症状、脳の状態などはアルコール、アセトアルデヒド代謝酵素遺伝子多型で規定され個人差があります。この表の数量は目安です

アルコールの代謝時間

アルコールは胃や小腸から吸収され、肝臓で代謝・解毒される。アルコール代謝速度は1時間当たり約（体重［kg］×0.1）gです。これは遺伝子多型や性、年齢などを勘案しない平均値です。野生型は代謝速度が速く、ヘテロは遅い。例えば、体重60kgの方がビール500ml（ネットアルコール量＝20g）×2缶を午後9時に飲み干したとすると、（20×2）g/6g＝6.7時間なので、肝臓は深更3時半まで毒物アルコール分解に酷使される。夜間本来の機能である栄養素の代謝（特に、同化）ができない。

なお、アルコール代謝にはビタミンB_1、カリウムなどが使われます。当該ビタミン、ミネラル類を含む食品（豚肉、レバー、野菜［豆類を含む］など）を肴にしてスマートに飲みたい。

アルコール症・アルコール依存症のスクリーニング、診断と治療

アルコール症スクリーニングテスト（オーディット［AUDIT］）で8〜19点（ハイリスク飲酒者群）、20点以上（アルコール症が確実）の場合には、アルコール症専門医療機関を受診し、アルコール依存症か否かの確定診断を受けるのがよい。なお、久里浜医療センターによるKAST（男性用）、KAST（女性用）もあるので利用してみましょう。

表3-5. アルコール症のスクリーニングテスト（AUDIT）のコア項目[1]

1. あなたはアルコール含有飲料をどのくらいの頻度で飲みますか？
   0. 飲まない　1. 1カ月に1回以下　2. 1カ月に2〜4回　3. 1週に2〜3回　4. 1週に4回以上

2. 飲酒するときには、純アルコール換算で、通常、一日平均どのくらいの量を飲みますか？
   0. 1〜2ドリンク　1. 3〜4ドリンク　2. 5〜6ドリンク位　3. 7〜9ドリンク　4. 10ドリンク以上

3. 1度に6ドリンク以上飲酒することがどのくらいの頻度でありますか？
   0. ない　1. 1カ月に1回未満　2. 1カ月に1回　3. 1週に1回　4. 毎日あるいはほとんど毎日

4. 過去1年間に、飲み始めると止められなかったことが、どのくらいの頻度でありましたか？
   0. ない　1. 1カ月に1回未満　2. 1カ月に1回　3. 1週に1回　4. 毎日あるいはほとんど毎日

5. 過去1年間に、普通だと行えることを飲酒していたためにできなかったことが、どのくらいの頻度でありましたか？
   0. ない　1. 1カ月に1回未満　2. 1カ月に1回　3. 1週に1回　4. 毎日あるいはほとんど毎日

6. 過去1年間に、深酒の後、体調を整えるために、朝に迎え酒をせねばならなかったことが、どのくらいの頻度でありましたか？
   0. ない　1. 1カ月に1回未満　2. 1カ月に1回　3. 1週に1回　4. 毎日あるいはほとんど毎日

7. 過去1年間に、飲酒後、罪悪感や自責の念にかられたことが、どのくらいの頻度でありましたか？
   0. ない　1. 1カ月に1回未満　2. 1カ月に1回　3. 1週に1回　4. 毎日あるいはほとんど毎日

8. 過去1年間に、飲酒のため、前夜の出来事を思い出せなかったことが、どのくらいの頻度でありましたか？
   0. ない　1. 1カ月に1回未満　2. 1カ月に1回　3. 1週に1回　4. 毎日あるいはほとんど毎日

9. あなたの飲酒のために、あなた自身がけがをしたり、他の誰かにけがを負わせたことがありますか？
   0. ない　2. あるが、過去1年にはなし　4. 過去1年間にあり

10. 肉親や親戚、友人、医師、あるいは他の健康管理にたずさわる人が、あなたの飲酒について心配したり、飲酒量を減らすように勧めたりしたことがありますか？
    0. ない　2. あるが、過去1年にはなし　4. 過去1年間にあり

[1] WHO/AUDIT（問題飲酒スクリーニングテスト/日本語版）, 廣尚典 訳, 千葉テストセンター, 千葉. 2000.

アルコール症・アルコール依存症の方は減酒・節酒を思い立っては如何でしょう

アルコール症の治療は、これまで「断酒か死を」の考えのもと、嫌酒剤（抗酒薬）（シアナマイド、ジスルフィラム［ノックビン］を含む）によるものでした。アセトアルデヒド血中濃度が上がり不快な治療法です。また、断酒は断種に通じ感じが悪い。

　最近、セリンクロ（ナルメフェン塩酸塩水和物）などの飲酒量低減薬が使用されています。オピオイド受容体調節作用を介して飲酒欲求を抑えるものです。嫌酒剤にあるような不快感はなく減酒・節酒できます。減煙の如く実効性が低いとされていたが、今日、最初から禁酒でなく、ゆっくり減酒・節酒でもよいという方針に変わってい

ます。なお、退薬（離脱）症状の治療にはベンゾジアゼピン系精神安定剤が処方されます。

　依存症に対するカウンセリングを受けるか、断酒会、AA（Alcoholics anonymous［匿名］）・禁酒友の会に入るか、飲酒の機会を避け、あえて義理を欠く行動を心がけたい。減酒アプリを利用するのもよいでしょう。

4. 薬物中毒

中枢神経作動薬物の主なものは麻薬・オピオイドと覚醒剤です。

　麻薬・オピオイド（opioid＝opium［麻薬］様物質）にはアヘン（阿片、opium）・モルヒネ（ヘロインを含む）（以上、けしの実が原料）、コカイン（コカの葉が原料）、合成麻薬剤、麻薬性鎮痛薬や合成鎮痛薬などがあり、中枢神経麻痺（麻酔・鎮静）作用、眠気、陶酔感、依存性を生ずる。米国ではオピオイド系鎮痛剤・医療麻薬剤オキシコンチンが頻回・多量に処方され、退院後に退薬（離脱）症状に苦しむ人が多く、働き盛りの生命を奪い、ベトナム戦争や交通事故死を上回り、米国社会をむしばむ深刻な問題です。

　一方、覚醒剤（シャブ、エス、スピードを含む）には、フェニルアミノプロパン（アンフェタミン）、フェニルメチルアミノプロパン（メタンフェタミン）（商品名：ヒロポンなど）があり、大脳が覚醒し、眠気が消え、疲労感が軽減する。効果が切れると脱力感に見舞われます。強い依存性があり、慢性中毒になると幻覚症状がある。

　ヒロポンは労働を意味するギリシャ語Philoponに由来する商品名です。疲労（ヒロう）をポンと取るにかけ、キャッチコピーは「除倦覚醒剤」です。1941年〜第2次世界大戦〜1951年まで公認され、街角の薬屋で簡単に買えた。戦時中は軍人、戦後は労働者、一般人

にヒロポン使用者・中毒（ポン中）がいました。映画「天国と地獄」では歓楽街のポン中が描かれ、漫画「サザエさん」では睡眠補助薬と間違えて摂取しており、「似たもの一家」の伊佐坂難物ファミリーでは、子どもがヒロポンを誤飲してげらげら笑っています。それほど一般に広がっていた。「堕落論」を書いた坂口安吾もヒロポンを使用していた。

　マリファナ（大麻・カンナビノイド［THC、CBD］・ハシシ・グラス）にも作用・副作用があります。中毒性はニコチンよりやや強いものの、強化、耐性、依存、退薬（離脱）はニコチンより弱い。カナダ・米国のいくつかの州では嗜好品としても合法です。向精神作用（鎮静・鎮痛作用、抗不安作用を含む）があることから、カナダおよび米国の多くの州では医療の現場で利用されています。わが国においても医療適用に関する検討が始まっています。

　麻薬・オピオイド、覚醒剤などの使用・流通は、麻薬及び向精神薬取締法、覚せい剤取締法、あへん法、大麻取締法の麻薬4法で取り

図3-5. 薬物毒性の比較[1]

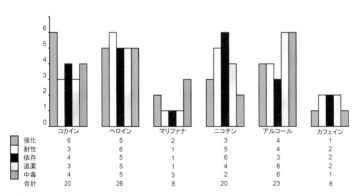

	コカイン	ヘロイン	マリファナ	ニコチン	アルコール	カフェイン
強化	6	5	2	3	4	1
耐性	3	6	1	5	4	2
依存	4	5	1	6	3	2
退薬	3	5	1	4	6	2
中毒	4	5	3	2	6	1
合計	20	26	8	20	23	8

[1] DRUG WAR FACT: Knowledge is power.
https://drugwarfacts.org/chapter/addictive_properties#sthash.S4nT2tJ2.dpbs

図3-6. 薬物中毒成立のプロセス[1]

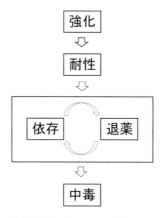

[1] 広島医師会. 知っておきたい薬物の乱用・依存に関する基礎知識. http://www.hiroshima.med.or.jp/pamphlet/276/-iii.htmlを引用改変

締まられている。これに麻薬特別法を加え、麻薬5法と呼ばれます。

　なお、ニコチン、アルコールは麻薬及び向精神薬取締法などの対象ではないが、前述のように、中枢神経作動薬物に比肩する強化、耐性、依存、退薬（離脱）、中毒などの作用と副作用があります。

余聞余話 **コールドターキー**

「トム・ソーヤーの冒険」の著者マーク・トウェインは「禁煙ほどやさしいものはない。私は1,000回もやった。」と広言しています。筆者も十数回トライして、その都度挫折しました。1980年代にはニコチンガム、禁煙薬などがなく、苦しい断煙（コールドターキー［麻薬中毒者から麻薬を取り上げると、退薬（離脱）症状により鳥肌が立ち、ちょうど羽をむしり取られた七面鳥状態になる］）でした。それほどニコチン中毒はこわい。したがって、面白半分、大人の振りをしたいなどと軽い気持ちで喫い始めてはいけない。

ターキーは秋の感謝祭のご馳走です。しかし、個人的にはコールド（冷めた）ターキーを美味しいと思わない。

5. 食品

「食品摂取とがん」の項をハイライトとしたかった。しかし、残念ながら、叶いません。

なぜなら、①ヒトを対象とした疫学（特に、栄養疫学）には限界があり、②がん予防効果に関する緑黄色野菜摂取（観察型研究）と抗酸化物質摂取（ランダム化比較試験［RCT］）との間に齟齬があり、③前立腺がんのリスク要因と予防要因に関して、WCRF/AICR 2007年版と2018年版報告書間で乖離があったからです。筆者の力不足は言うに及ばず、人智も開発途上です。

疫学の長所と限界

疫学研究には長所と限界があります。疫学はある要因とヒト健康事象に関するファイナルアンサーです。それが最大の利点です。

疫学は確率論的・帰納型アプローチ（個々の特殊事象から普遍的関係を導くもの）であり、個々人のリスク評価に必ずしも適さない。プロトタイプの観察型栄養疫学研究では、特定の食品（例えば、トマト）摂取群と非摂取群をフォローし、トマト摂取群の肺がん罹患率が有意に低ければ、トマトが予防要因であると考えます。しかし、トマトを1日に何個食べれば、肺がん罹患率をどれほど抑制できるかなどの量的評価に弱い。個々の食品の最大の効果量、最小の副反応量を同定できない。ライフスタイル情報（食生活を含む）が研究対象者の記憶に頼ったものであり、また、バイオマーカー（生体指標）は正確であるものの、習慣的食品摂取を反映しない情報バイアスが

ある。がん群に非がん症例、非がん群にがん症例が混入する選択バイアスも生ずる。

ある要因とヒト健康事象との関係を立証するものにRCTがあります。その実験的研究は科学性・合理性・妥当性を満足したものであり、併せて、倫理原則（自律尊重、無危害、善行、正義）に則ったものでなければなりません。

抗酸化ビタミン神話の崩壊−抗酸化ビタミンパラドックス

1980年代、平山雄博士は6府県コホート研究を行ない、タバコの健康影響を皮切りに、緑黄色野菜摂取群に胃がん、肺がん、前立腺がん、子宮頸がんなどの死亡リスクが低いことを報告しました。

その先見的観察型研究結果を検証するために、世界の多くの疫学者がわれ先にβ-カロテンなどの抗酸化ビタミンを摂取するRCTを実施した。代表的なものは、ATBC研究（実験群が摂取したサプリメントはビタミンE［α-トコフェロール］とβ-カロテン）、CARET研究（β-カロテンとビタミンA［レチノール］）、フィジシャンズヘルス研究（β-カロテン）とウィメンズヘルス研究（β-カロテン）です。

結果はまったく期待外れだった。抗酸化サプリメントはがんを予防しないばかりか、発がんを助長するものであり、がん疫学研究者、予防学者を驚かせ落胆させた。

この齟齬はなぜ発生したのでしょうか。

緑黄色野菜には多様な抗酸化物質が含まれており、がん予防効果はほぼ確実である。

一方、実験的に抗酸化物質・油溶性ビタミン（β-カロテン、レチノール、α-トコフェロールなど）を単独（もしくは2、3種）大量摂取すると内臓脂肪・異所性脂肪に蓄積し、有害量・中毒量に達し、酸化還元電子伝達系バランスが壊れ、プロオキシダント・酸化物質とし

図3-7. 抗酸化ビタミンパラドックス

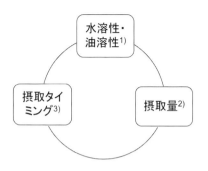

1) ビタミンを過剰摂取した場合、水溶性ビタミンは尿に排泄されるが、油溶性ビタミンは内臓脂肪・異所性脂肪に蓄積される
2) 抗酸化ビタミンは、適量であれば抗酸化作用（anti-oxidant）（還元作用）があるが、大量摂取すると酸化還元電子伝達系バランスが壊れ、酸化物質（pro-oxidant）として働く。単独（もしくは2、3種）の抗酸化物質の大量摂取 vs 多様な抗酸化物質を含む食品（緑黄色野菜など）の摂取間には作用発現に差異がある
3) 研究対象者に多量喫煙者、アスベスト曝露者が含まれており、すでにイニシエーション（発がん）がおこっていた可能性がある

て働く。なお、RCT 対象者が高度喫煙者、アスベスト曝露者であり、すでに発がんしていた可能性もある。

前立腺がんのリスク要因と予防要因の乖離

WCRF/AICR 報告書2007年版では、前立腺がんのリスク要因（男性ホルモン以外のもの）はカルシウムを多く含む食品であり、予防要因はセレン、セレンを含む食品、リコピンを含む食品でした。わずか10年後の2018年版に2007年版のリスク食品、予防食品はあとかたもなく消え、両版に共通の項目がありません。

表3-6. 前立腺がんのリスク要因と予防要因：
WCRF/AICR報告書2007年版 vs 2018年版の乖離

WCRF/AICR報告書（2007年版）引用改変[1]

	リスク要因	予防要因
確実な要因	男性ホルモン	
ほぼ確実な要因	カルシウムを多く含む食品	セレン
		セレンを含む食品
		リコピンを含む食品

[1] World Cancer Research Fund/American Institute for Cancer Research (WCRF/AICR). Food, Nutrition, Physical Activity, and the Prevention of Cancer: a Global Perspective. AICR, Washington, DC, 2007.

WCRF/AICR CUP報告書（2018年版）引用改変[2]

	リスク要因	予防要因
確実な要因	男性ホルモン	
ほぼ確実な要因	肥満、内臓脂肪・異所性脂肪蓄積	
	2型糖尿病、メタボリック症候群	
	高身長	

[2] World Cancer Research Fund/American Institute of Cancer Research. Diet, Nutrition, Physical Activity and Cancer: a Global Perspective. A Summary of the Third Expert Report, Continuous Update Project Expert Report. World Cancer Research Fund International, 2018.

余聞余話　疫学 vs 易学

前述のごとく、WCRF/AICR報告書2007年版の前立腺がんのリスク要因と予防要因は、2018年版では否定されています。古くは亀卜（きぼく）、陰陽師の占筮（せんぜい）はおろか、星占いにも劣るのかも知れません。元三大師のおみくじはいざ知らず、年始の参拝などで小吉を引いたら、中吉、大吉が出るまで引きなおせばよい。疫学の場合そういうわけにいかない。

　タバコは単一・最大のがんリスク要因です。タバコがんの研究は比較的簡単です。一方、多くのがんは多要因・多ヒット・多段階で生ずる。宿主要因（遺伝要因、性、加齢を含む）と多くの環境要因との交互作用があり、長い潜伏期を経て発がんするため、原因の特定が容易でない。

　ホルモンには視床下部⇌下垂体⇌標的臓器の間にフィードバックシステムがあり、また、ホメオスターシス機構があり、前立腺がん（乳がん、子宮体

がん、卵巣がんなどでもそうです）の発がん要因（ホルモン）への曝露時期のピンポイントも難しい。

食品中の酸化物・過酸化物、AGEsとがん

前述のように、体内の酸化状態、糖化状態、慢性炎症はイニシエーション、プロモーションをおこす。

　食品を焼き、高温・加熱調理すると、焼成物質（こげ食品[魚、ハンバーグなどの焼けこげ]）、AGEs（褐変物質[メラノイジン]、揚げもの中のアクリルアミドなどを含む）が生成されます。食品中の酸化・過酸化物、AGEsによる健康への影響はどうでしょうか。

　酸化、糖化が進んだ食品中の発がん物質（多環芳香族炭化水素[ベンゾ（a）ピレンなど]化合物、ニトロソアミン化合物を含む）が問題にされたことがありましたが、発がん影響は大量に摂取した場合に生じうる。褐変食品中にはコーヒー、味噌などのように抗酸化作用を示すもの、うま味を増すもの（五平餅、おこげなど）、芳香を呈するもの（焼きパン[パンケーキやクロワッサンを含む]）などもあります。摂り過ぎ、「ばっかり食」は避けるべきでしょうが、過度に神経質になることはありません。

がんリスク低減効果が期待される食品

がんリスク低減効果が期待される食品は、アミノ酸・たんぱく質（システイン、ラクトフェリンを含む）、脂肪酸（魚油、n-3多価不飽和脂肪酸、有機酸など）、ビタミン類（カロテノイド、ビタミンA、ビタミンC、ビタミンD、ビタミンEを含む）、ミネラル（セレン、カルシウムなど）、フィトケミカル（ポリフェノール、フラボノイド配糖体、イソフラボン、カテキン、アントシアニンを含む）、食物繊維（フィチン酸、フコイダンなど）の栄養素・成分を含むものです。

表3-7. がんリスク低減効果が期待される食品

	食品	栄養素・成分
アミノ酸、たんぱく質	卵、肉、魚、牛乳、豆腐など	アルブミン、システイン、メチオニン、トリプトファン、ヒスチジンなど
	母乳、牛乳、チーズなど	鉄結合性糖たんぱく質（ラクトフェリンなど）
脂肪酸（有機酸を含む）	えごま油、青魚（いわし、アジ、サバ）、マグロなど	n-3脂肪酸（α-リノレン酸、IPA[EPA]、DHAなど）
	鶏・牛・豚などの内臓、ほうれん草、トマト、ブロッコリーなど	α-リポ酸
	鶏・牛・豚などの内臓、魚介類、ビールなど	プリン体
多糖類	キノコ類	クレスチン（β-グルカン）、レンチナン
ビタミン類	緑黄色野菜（ニンジン、トマト、カボチャ、ほうれん草、あしたば、小松菜、しそ、モロヘイヤなど）、かんきつ類、味のり、抹茶など	カロテノイド（カロテン[α-カロテン、β-カロテン、リコピンなど]）
	鮭、緑黄色野菜、スイカ、果物（柿など）・かんきつ類など	カロテノイド（キサントフィル[ルテイン、アスタキサンチン、ゼアキサンチンなど]）
	卵、鶏・牛・豚などのレバー、鮭、ウナギ、ドジョウ、牛乳など	ビタミンA（レチノール）
	卵、肉、チーズ、たらこ、かき、ナッツ、緑黄色野菜など	ビタミンB群（B₁、B₂[リボフラビン]、B₆、葉酸、B₁₂など）
	果物（柿など）・かんきつ類（イチゴ、オレンジ、レモンなど）、野菜（ブロッコリー、キャベツ、ピーマンを含む）など	ビタミンC（アスコルビン酸）
	卵、鮭、干し椎茸など	ビタミンD（エルゴタミン）
	卵、種実類、植物油、アボカド、鶏・牛・豚などのレバー、ウナギ、小魚など	ビタミンE（トコフェロール、トコトリエノール）
ミネラル	マグロ、ニンニク、玉ねぎなど	セレン
	卵、牛乳、チーズ、小魚、豆腐、小松菜など	カルシウム
フィトケミカル（ポリフェノール、フラボノイド配糖体、イソフラボン、フィトエストロゲンを含む）	赤ワイン、ココア、チョコレートなど	レスベラトロール
	豆腐、豆乳、納豆など	ゲニステイン、ダイゼイン
	ぶどう、ブルーベリー、ザクロ、なす、紫キャベツなど	アントシアニン
	ブロッコリー、菜の花、クレソンなど	イソチオシアネート（スルフォラファンを含む）
	ウコン、カレー	クルクミン（ターメリック）
	ゴマ	セサミノール
	とうがらし	カプサイシン
	にんにく、ネギ、ニラ、らっきょうなど	アリイン、アリシン
	緑茶、抹茶など	カテキン（タンニン）
	コーヒー	クロロゲン酸、カフェ酸
食物繊維	穀類、豆類（小豆を含む）、根菜類など	不溶性: セルロース、ヘミセルロース、フィチン酸、キチン
	リンゴ、キウイ、オクラなど	水溶性: ペクチン
	海藻など	水溶性: アルギン酸、フコイダン

なお、食品と薬品の多要因交互作用などについては、国立健康・栄養研究所のホームページに解説されています。詳細はそちらをご参照ください。

「健康食品」の安全性・有効性情報 https://hfnet.nibiohn.go.jp/

6. 肥満、内臓脂肪・異所性脂肪蓄積、2型糖尿病、メタボリック症候群

食べ過ぎ、身体不活動・生活不活発があると、エネルギー出納（摂取量と消費量との差）がプラスになります。余剰エネルギーは内臓脂肪・異所性脂肪として蓄積され肥満となる。

内臓脂肪・異所性脂肪蓄積から脂肪サイトカイン（アディポサイトカイン）（善玉アディポネクチン、レプチン、悪玉 TNF-α、PAI-1、HB-EGFを含む）、肝臓サイトカイン（ヘパトカイン）が分泌される。善玉サイトカインと悪玉サイトカインのバランスが崩れると、ゆっくり静かに、しかし、確実に慢性炎症が進行し、インスリン過剰分泌・感受性低下が生ずる。肥満はメタボリック症候群（高血圧、耐糖能異常、2型糖尿病、脂質異常症、高尿酸血症、肝機能障害、動脈硬化、心疾患、脳血管障害、腎機能不全、月経異常、睡眠時無呼吸症候群［SAS］、歯周病など）をはじめ、万病（がんを含む）の本丸、1丁目1番地です。肥満には特段の自覚症状がなく看過しがちです。それは甘い。れっきとした病気です。たかが肥満ではなく、されど肥満です。

なお、フォアグラは脂肪肝、中トロ・トロのサシ、牛肉の霜降りは脂肪筋です。食味はよいが、健康上はいただけない。

体脂肪あまたのがんを引きおこす

ぜい脂肪すっきり落としてがん予防

エネルギーの過剰摂取が引きおこす　異所性脂肪さまざまのがん

腹囲、BMIと肥満（内臓脂肪・異所性脂肪蓄積）

特定健診・特定保健指導（いわゆるメタボ健診）では、メジャー（巻き尺）でへそ回りの腹囲（ウエスト）を測定し、肥満の指標としている。腹囲のカットオフ値は男性≧85cm、女性≧90cmです。内臓脂肪測定器、CT撮影などによる約100cm^{2}に相当する。しかし、測定部位の問題、測定者間誤差、個人内誤差（呼吸性変動を含む）、性差などがあります。それでは国際的評価に耐えられない。ウエストヒップ比も同じ短所がある。

　代理指標として、BMI（kg/m^2）（体重[kg]÷身長[m]÷身長[m]）がある。隠れ肥満、隠れメタボ、サルコペニア、フレイルだけでなく、高齢者の評価にも問題がある。筋肉マン（マッチョ）vs肥満（内臓脂肪・異所性脂肪蓄積）との区別が正確にできない。しかし、お腹を膨らまそうが凹まそうが体重は同じです。腹囲より再現性がある。国際的な臨床研究・疫学などではBMIが用いられています。

　なお、「生下時体重」は閉経前乳がんのリスク要因とされます。「高身長」も細胞増殖表現型の1つと考えられ、大腸がん、膵がん、皮膚がん（メラノーマ）、閉経前乳がん、閉経後乳がん、子宮体がん、卵巣がん、前立腺がん、腎がんのリスク要因とされる。「生下時体重」「高身長」の制御要因、変容方法の解明が望まれる。

BMIによる肥満度分類

WHO基準によれば、BMI 18.5kg/m^{2}未満は痩せ、18.5〜25未満は平均的体重、25以上は肥満とされます。25〜30未満は肥満1度

表3-8. 肥満、内臓脂肪・異所性脂肪蓄積、2型糖尿病、
メタボリック症候群関連がん[1]

確実ながん	食道がん（腺がん） 大腸がん 肝がん 膵がん 閉経後乳がん 子宮体がん 腎がん
ほぼ確実ながん	口腔・咽頭・喉頭がん 胃がん（噴門部がん） 胆管がん 子宮頸がん（腺がん） 卵巣がん 前立腺がん（高リスクがん）

[1] World Cancer Research Fund/American Institute of Cancer Research. Diet, Nutrition, Physical Activity and Cancer: a Global Perspective. A Summary of the Third Expert Report, Continuous Update Project Expert Report. World Cancer Research Fund International, 2018.

（過体重）、30〜35未満は肥満2度、35〜40未満は肥満3度、40〜は肥満4度です。

　わが国の標準体重は身長（m）×身長（m）×22（BMI）で計算されたものです。やや小太りレベルです。「標準体重」という言葉にこだわることはありません。個々人にあった目安体重は（身長[cm]－110）〜（身長[cm]－100）kgの幅を持ったものと考えればよい。

7. 身体活動

身体活動は生活活動と運動に分けられる。労働（仕事・作業）、家事などは生活活動に含まれ、スポーツ（sports）は運動の1つです。気晴らし、遊戯、レジャー的意味です。一途にプレーするスポーツは感動、勇気、希望を与え、トーナメント方式のものは一回性・一期一会

を示唆してくれます。火器を持たぬ代理戦争的ゲームもある。近年、多くはプロ化され、商業化されています。

　身体活動には功罪（メリット・デメリット）があります。適度なレベルであれば、健康増進・疾病予防、治療、リハビリなどの効用・メリット（功）があります。一方、身体不活動・生活不活発、過度な身体活動は健康を損ない、傷害などのデメリット（罪）をもたらす。

身体不活動・生活不活発・いわゆる運動不足

座位姿勢中心・座位作業が多く、座り過ぎ、座りがちなどがあると、肥満、内臓脂肪・異所性脂肪蓄積がおこり、脂肪サイトカイン（アディポサイトカイン）（善玉アディポネクチン、レプチン、悪玉 TNF-α、PAI-1、HB-EGF を含む）が分泌される。善玉サイトカインと悪玉サイトカインのアンバランスがあると慢性炎症（酸化ストレス状態を含む）、インスリン過剰分泌・感受性低下を経て、耐糖能異常、2型糖尿病、メタボリック症候群、ロコモ、廃用萎縮、サルコペニア、フレイル、認知症が生ずる。

適度な身体活動

適度な身体活動は健康を増進し、肥満、内臓脂肪・異所性脂肪蓄積、2型糖尿病、メタボリック症候群、循環器疾患などを予防・改善し、治療効果があり、リハビリにも有効です。食道がん（腺がん）、大腸がん、閉経後乳がん、子宮体がん、卵巣がんなどを予防します。しかも、副反応が少ない。気分を爽快にし、QOL も高める。安全な薬と言える。

　「座りがちは新型の喫煙」とされ、「座り過ぎず、もっと動こう」と推奨される。最近、WHO は子どもへ、「スクリーンタイムを減らし、もっと遊ぼう」とアドバイスしています。

表3-9. 適度な身体活動の効用[1]

1. 高次脳機能	脳神経ネットワーク・認知機能の賦活、脳内報酬系の活性化、記憶力の維持、睡眠の改善、ストレスの解消、セロトニン分泌、β-エンドルフィンの分泌、ドパミン分泌など
2. エネルギー代謝	活性酸素生成抑制、活性酸素消去系活性化、アラキドン酸カスケードのプロスタグランジンE_2などの生成抑制、慢性炎症抑制など
3. 筋骨格	体力アップ、筋力アップ、筋量増加、骨密度アップ、柔軟性向上、バランス能力向上、骨折予防、スポーツ障害予防・リハビリ、腰痛予防、膝関節障害予防・リハビリ、ロコモ予防、サルコペニア予防、フレイル予防など
4. 呼吸器	肺機能改善、慢性閉塞性肺疾患（COPD）の予防、喘息発作予防など
5. 循環器	血圧の改善、血行動態の改善、動脈硬化の予防、心機能改善、心血管疾患予防・リハビリ、脳血管疾患予防・リハビリなど
6. 代謝	血糖値低下、インスリン感受性の改善、肥満・糖尿病・メタボリック症候群の予防・改善など 脂質・コレステロールの代謝改善（内臓脂肪・異所性脂肪蓄積の予防・改善、中性脂肪低下、HDL-C上昇、LDL-C低下） 肝機能（AST［GOT］、ALT［GPT］、γ-GTP）の改善、胆汁酸の代謝改善、胆汁酸関連発がん物質生成抑制など
7. 消化器	大腸蠕動促進、腸内細菌叢の改善、結腸粘膜細胞増殖・細胞周期安定化など
8. 内分泌	エストロゲン分泌抑制、（卵巣外）エストロゲン生成抑制、アンドロゲン分泌抑制、DHEA-S分泌促進など
9. 腎泌尿器	腎機能改善など
10. 免疫応答	免疫応答の賦活化、細胞性免疫活性化、NK細胞の賦活化など
11. がん	大腸がん、閉経後乳がん、子宮体がん、他の内臓脂肪・異所性脂肪蓄積関連がんのリスク低下など
12. 健康寿命 ADL/QOL	老化抑制、寿命の延伸、健康寿命の延伸、ADL/QOLの向上など

[1] Sallis JE, Owen N. Physical Activity & Behavioral Medicine. 1999, Sage Publications, Inc. Thousand Oaks, CA.など

表3-10. 適度な身体活動で予防できるがん[1)]

確実ながん	大腸がん
ほぼ確実ながん	食道がん（腺がん） 閉経後乳がん 子宮体がん 卵巣がん
可能性のあるがん	肥満、内臓脂肪・異所性脂肪蓄積、2型糖尿病 メタボリック症候群関連の他のがん

[1)] World Cancer Research Fund/American Institute of Cancer Research. Diet, Nutrition, Physical Activity and Cancer: a Global Perspective. A Summary of the Third Expert Report, Continuous Update Project Expert Report. World Cancer Research Fund International, 2018.

　「養生訓」には、「身体は日々少しづつ労働すべし。久しく行き、久しく坐し、久しく臥し、久しく視ることなかれ。心は楽しむべし、苦しむべからず。身は労すべし、やすめ過すべからず。」とあります。

過度な身体活動

オーバーユース（使い過ぎ）（オーバートレーニング）症候群は活性酸素種の産生、急性・慢性炎症、疲労、膝関節障害、疲労骨折、低血糖に加えセロトニン低下などをおこす。まさに、過ぎたるは及ばざるがごとしです。

8. 睡眠

食事がそうであるように、睡眠も心身（精神・神経・身体）の糧です。人生1/3は寝ているのです。その量と質が大事です。

睡眠障害

睡眠障害には不眠（寝つき・寝入りが悪い[入眠障害]、途中で目が

覚める［中途覚醒］、早めに目が覚める［早期覚醒］、眠りが浅い［浅眠、熟眠障害］を含む）、睡眠不足（寝不足、睡眠負債、寡眠）、寝過ぎなどがある。

　日中の眠気、注意力散漫、活動度の低下などがあり、不安全行動（交通事故、労働災害を含む）につながり、生活習慣病（肥満、内臓脂肪・異所性脂肪蓄積、2型糖尿病、メタボリック症候群、高血圧、心筋梗塞、脂質異常症、がんを含む）がおこる。

　しつこい睡眠障害は原発性（特発性）睡眠障害、症候性睡眠障害（睡眠時無呼吸症候群［SAS］、むずむず脚［レストレスレッグス］症候群、過眠症［ナルコレプシー］）、心身症、うつ病（うつ状態）、認知症などでみられる。放置せず、専門医を受診しましょう。

　個人差・年齢の影響はあるが、睡眠時間の目安は7±1時間です（ナポレオン、エジソンは除く）。短い昼寝はよいが、長過ぎるのは睡眠圧を下げます。2度寝もよくない。

睡眠障害と対策

睡眠要因とその対策を考えてみましょう。それぞれ独立ではなく、相互に関連しています。

①体内時計

概日リズム（サーカディアンリズム、バイオリズム）に沿い、体内時計の乱れを避けたい。

　夜半にベッドに入るのがよい。その頃にメラトニン（体内時計調節作用を持つ睡眠ホルモン）が松果体から分泌され深部体温が下がります。朝には副腎皮質ホルモン、オレキシン（覚醒ホルモン）が分泌され体温が上がる。朝起きたらカーテンを開け、陽光を浴びてセロトニン分泌をうながし、今夜の睡眠のためのメラトニン生成に

つなげましょう。

②生活習慣要因

望ましくない生活習慣は変容したい。寝酒は入眠によいが、利尿作用のため中途覚醒があり、睡眠の質が落ちる。入眠前に覚醒効果のあるカフェインを含むコーヒー、緑茶、紅茶を飲むのもよくない。スマホいじりもダメです。

③身体活動要因

スポーツやレクリエーションなどでストレスを発散し、身体を心地よく疲れさせ、睡眠圧を上げる対処法も併用しましょう。やり過ぎは交感神経モードになるのでNGです。

　寝る前にプチ筋トレ（歯を磨きながらのスクワットを含む）を行ない、ヨガ、ストレッチングして筋緊張・弛緩をさせ、ゆったり入浴、半身浴か足湯か、シャワーを浴び末梢血管を広げるとよい。しばらくすると放熱・体温（体内温度）低下があり、リラックス状態になる。心拍数、呼吸数、血圧なども落ちつき、あたかも死に往くかのようにすーっと入眠できます。

④神経的要因

自律神経（交感神経vs副交感神経）のバランス、メリハリを図りましょう。

　睡眠はノンレム→レム（夢見相）の波を繰り返すが、最初のノンレム睡眠は黄金の90分と言われ、もっとも深く重要です。ノンレム睡眠vsレム睡眠の比も関係します。レム睡眠が少ないと思考力低下、精神不安定、心血管疾患リスクの上昇などがあります。

⑤心理的・精神的要因

脳神経ネットワークの破綻・異常があれば、精神疾患（睡眠障害⇌うつ病[うつ状態]）になります。

　慢性睡眠不足・不眠の多くはメンタルな要因（ハラスメント、ストレス、トラブル、心配事、悲嘆、うつ病を含む）で生ずる。その原因を改善し、取り除きたい。

　心を鎮めるアロマ、BGMを試みるのも一考です。お経、聖書、詩などを誦じて心が落ちつく方もいるはずです。自分なりの入眠儀式（ルーチン）を持ちましょう。

⑥環境要因

ぐっすり眠れる環境を作り、良質の睡眠を確保したい。枕は自分の首、肩にあったものがよい。寝室は厚手のカーテンで暗くしましょう。

　偕老同穴でも、睡眠リズムは異なり、パートナーの寝返り、いびきで睡眠が乱されます。寝室は同じにしても（いびきをかかない限り）、お互いを大事にするのであれば、ベッドは別にするのが望ましい。心おきなく寝返りをうちたい。

⑦他

1) 睡眠日誌をつけ、睡眠効率（実睡時間÷ベッドにいた時間）を85％以上にアップさせましょう。

2) 認知行動療法：　睡眠に対する誤った認識（睡眠時間強迫症、不眠恐怖症、寝室恐怖症を含む）を明らかにして自己マネジメントを行ない、睡眠圧を上げることができる。

睡眠障害の治療

入眠に時間がかかる場合、頻回の中途覚醒や早期覚醒がある場合、

睡眠休養感(熟睡感)に欠ける場合には、①GABA-A受容体作動薬(ベンゾジアゼピン系睡眠薬を含む)、②メラトニン受容体作動薬、③オレキシン受容体拮抗薬などのうち、貴方の睡眠障害にあった入眠・睡眠薬を処方して貰いましょう。

余聞余話 **ゴールドベルク変奏曲**

不眠症フォンカイザーリンク，H.C.伯爵のために、バッハ，J.S.が作曲した「2段鍵盤付きクラヴィチェンバロのためのアリアと種々の変奏」(初演した弟子の名前を冠してゴールドベルク変奏曲と通称される)をBGMにしてみましょう。単調なテーマの古典的カノン(変奏・繰り返し)なので眠気を催す。

　ただし、名演とされるグールド，G.によるものは避けたい。鬼気迫る演奏はテンポ、音の強弱の変化が激しく、熱情がほとばしり、時に、唸り声が聞こえます。パッセージを追い始めると目が冴えて眠れなくなります。

9. 発がん病原体への感染

発がん病原体への感染がんには、ウイルス関連がんがもっとも多いが、細菌、真菌、寄生虫に関わるものもあります。

　DNAウイルスは直接、RNAウイルスは逆転写酵素の働きのもと、宿主DNAに組み込まれ、がん遺伝子の活性化、がん抑制遺伝子の不活化があり、宿主のエイジング、免疫力低下、慢性炎症などが関わり、イニシエーションおよびプロモーション、プログレッションがおこります。

　ウイルス関連がんには口腔がん・咽頭がん(HPV)、鼻(上)咽頭がん(EBV[HHV-4])、食道がん(扁平上皮がん)(HPV)、胃がん(EBV)、肝がん(HBV、HCV)、肛門がん(HPV)、皮膚がん(HPV)、子宮頸がん(HPV)、陰茎がん(HPV)、バーキットリンパ腫(EBV)、カポジ肉

腫（KSHV［HHV-8］）（HIV感染者に生ずる）、成人T細胞白血病・リンパ腫（HTLV-I）などがあります。

　細菌に関連したものは食道がん（腺がん）（歯周病菌）、胃がん（ヘリコバクター・ピロリ［ピロリ菌］、ヘリコバクター・スイス［スイス菌］、歯周病菌）、大腸がん（腸内細菌叢の関与［善玉菌と悪玉菌の量・バランスと多様性］）、肺がん（肺結核菌）などです。

表3-11. 発がん病原体への感染がん

がん	病原体
口腔・咽頭がん	HPV[1]
鼻（上）咽頭がん（NPC）	EBV（HHV-4）[2]
食道がん（扁平上皮がん）	HPV
食道がん（腺がん）	歯周病菌
胃がん	ピロリ菌[3]、スイス菌[4]、歯周病菌、EBV
大腸がん	腸内細菌
肝がん	HBV[5]、HCV[6]、AFB_1[7]
胆管がん（肝内胆管がん、胆のうがんなど）	日本住血吸虫、タイ肝吸虫[8]
肛門がん	HPV
肺がん	肺結核菌など
皮膚がん（SCC、BCC[9]）	HPV
子宮頸がん	HPV
陰茎がん	HPV
膀胱がん	ビルハルツ住血吸虫[10]
非ホジキンリンパ腫（バーキットリンパ腫）・ホジキンリンパ腫	EBV
カポジ肉腫	KSHV（HHV-8）[11]（HIV[12]感染者に生ずる）
成人T細胞白血病・リンパ腫	HTLV-I[13]

[1] ヒトパピローマウイルス、[2] エプスタイン・バーウイルス（ヒトヘルペスウイルス4型）、[3] ヘリコバクター・ピロリ、[4] ヘリコバクター・スイス、[5] B型肝炎ウイルス、[6] C型肝炎ウイルス、[7] アフラトキシンB₁、[8] タイ北部・東北部に生息するコイ科淡水魚を中間宿主とする寄生虫、[9] 有棘細胞がん、基底細胞がん、[10] 中近東、アフリカ諸国の河川・湖沼にいる巻貝を中間宿主とする寄生虫、[11] カポジ肉腫関連ヘルペスウイルス（ヒトヘルペスウイルス8型）、[12] ヒト免疫不全ウイルス、[13] ヒトT細胞白血病ウイルスI型

肝がんをおこすアフラトキシンB_1はカビ（真菌）毒です。食品衛生法により外国産とうもろこし、ピーナツなどはモニタリング・規制されています。

寄生虫と関連したものには胆管がん（日本住血吸虫、タイ肝吸虫）、膀胱がん（ビルハルツ住血吸虫）があります。

腸内細菌

便は水分（約65%）、固形成分（約35%）（腸内細菌の死骸［30%］、食物繊維・残渣、脱落した腸粘膜、ミネラルなど［5%］）からなります。1,000種以上の腸内細菌がおり、その数は10〜1,000兆個とされます。善用菌（善玉菌）（ビフィズス菌、乳酸菌を含む）、悪用菌（悪玉菌）（大腸菌、ブドウ球菌、ウェルシュ菌など）、他に分けられ、その量・バランス（おおよそ2：1：7とされる）と多様性が健康に影響を及ぼす。

日和見菌と呼ばれる細菌群がいる。普段はおとなしくしているが、宿主の抵抗力が弱ったりすると病原性を発揮する。代表的なものにバクテロイデス・大腸菌（無毒株）・連鎖球菌があります。

特殊な場合として、クロストリジウム・ディフィシル感染症（CDI）の患者に対して、健常なヒトの糞便を移植する便微生物移植（腸内細菌移植）が行なわれる。

最近、新しい網羅的ゲノム解析手法（メタゲノム解析）により、糞便細菌叢の菌種組成や機能解明ができるようになっている。今後、健康増進・疾病予防、治療、QOL向上のために菌種特異的分析、定量的分析などの深化が期待されます。

プレバイオティクス vs プロバイオティクス vs シンバイオティクス

プレバイオティクスには食物繊維、レジスタントスターチ（難消化性

でんぷん）、短鎖脂肪酸（酪酸）、オリゴ糖が含まれるが、上部消化管では分解・吸収されず、善用菌（ビフィズス菌、乳酸菌を含む）の栄養源となる。当該細菌群の増殖をうながし、腸内細菌叢（フローラ）の量・バランスと多様性を調整する。

　プロバイオティクスは腸内フローラを構成する善用菌のことです。プロバイオティクスを含む発酵食品にはヨーグルトや味噌、納豆、キムチなどがある。

　シンバイオティクスはプレバイオティクスとプロバイオティクスの両条件を満たすものです。

10. ストレス

ストレスはもともと工学・物理学用語であり、物体に力が加わって生ずる「ひずみ」のことです。

　外的な有害作用・環境要因（ストレッサー）（慣用的にストレス［広義］と言われる）によって、生体は非特異的生体反応（ストレイン）をおこす。この全身適応症候群を、セリエ，H. はストレス（状態）と呼びました。

　ストレスに対して交感神経が興奮すると視床下部が刺激され、副腎髄質からノルアドレナリン、アドレナリンが分泌され、下垂体後葉からバゾプレッシンが分泌され血圧が上昇します。これに副交感神経が対応し、下垂体前葉からACTH（副腎皮質刺激ホルモン）、副腎皮質から抑制系グルココルチコイド（コルチゾール）が放出され、ホメオスターシス（恒常性）・バランスが保たれる。

　ストレッサーにはさまざまな物理化学的要因・生活習慣要因（大気、水、放射線、紫外線、酸素、タバコ、アルコール、食べ過ぎ、身体不活動、肥満、内臓脂肪・異所性脂肪蓄積、睡眠障害、慢性炎症、外

傷を含む）、生物学的要因（ウイルス、細菌、寄生虫などの病原微生物）、社会経済心理学的要因（貧困、社会格差、メンタルストレス［狭義のストレス］など）が含まれます。

　社会経済心理学的要因によるがん発生機序を簡潔に説明するのは難しい。しかし、物理化学的要因・生活習慣要因と相似のメカニズムのもと、社会経済心理学的要因がさまざまな病気（がんを含む）をおこすことに疑いはありません。古人曰く、「病は気から」です。

11. 職業性要因

ポット，P. がロンドンの煙突掃除少年の陰嚢がんを記載したのは1775年でした。がん疫学の嚆矢です。その後、産業革命、殖産興業の副産物として、さまざまな職業がん・作業関連がんが報告されています。今日、労働衛生の3管理（作業管理、作業環境管理、健康管理）が取り組まれ、職業がん・作業関連腫瘍は少なくなっています。

　しかし、記憶に新しいものが、印刷工場従業員に発生した胆管がんです（2013年）。原因物質は塩素系有機洗浄剤1,2-ジクロロメタン、1,2-ジクロロプロパンです。

　近年、アスベスト（石綿）作業者中の肺がん、中皮腫、石綿肺などが増えています。過去に曝露し、長い潜伏期を経て発症している。石綿作業者に対しては特殊検診を実施し、早期発見・早期治療の配慮がされています。石綿への職業性曝露による健康被害には労災保険による給付、「石綿健康被害救済制度」による「救済給付」と「特別遺族給付金」が設けられている。また、石綿工場の元従業員や遺族の方々で、一定の要件を満たす方には賠償金が支払われます。

表3-12. 主な職業がんとその関連要因[1,2]

職業がん	職業性曝露物質・作業
鼻(上)咽頭がん	ニッケル、クロム、ホルムアルデヒド、木くずなど
食道がん(扁平上皮がん)	ドライクリーニング作業者(テトラクロロエチレンへの曝露)
胃がん	アスベスト
大腸がん	夜間勤務
肝がん	業務上のHBV感染(針刺し事故[誤刺])
肝血管肉腫	塩化ビニルモノマー作業者
胆管がん	1,2-ジクロロメタン、1,2-ジクロロプロパン曝露者、ゴム・繊維業・印刷業者など
膵がん	ドライクリーニング作業者、金属工業従事者
肺がん	化学物質曝露(ケイ素、ヒ素、ベリリウム、カドミウム、ニッケル、クロム酸塩、アスベスト、マスタードガス、コークス[発生炉ガス]、コールタール、ディーゼル、ビスクロロメチルエーテル、塩化ビニルモノマーなど)、放射線曝露(放射性物質[ウラン、ラドンを含む])など
中皮腫	アスベスト
皮膚がん	火傷(業務上)、ヒ素、パラフィン、プラスチック製造、PCB、鉱物油、コールタール、ピッチ、アスファルト、すすへの曝露、放射線曝露など
乳がん(閉経後乳がん)	夜間勤務
前立腺がん	消防士(特定の化学物質への曝露)
腎がん	カドミウム、殺虫剤、有機溶剤(トリクロロエチレンなど)
膀胱がんなど	染料工場従事者(染め物作業者)、ゴム工場、皮革業、繊維工場などの従事者、トルイジン類(メチルアニリン、アミノメチルベンゼン)(染料、シアノアクリレート系接着剤[いわゆる瞬間接着剤]・硬化促進剤などの原料)、MOCA(3,3′-ジクロロ-4,4′-ジアミノジフェニルメタン)(ウレタン樹脂硬化剤)の取り扱い者、理容師(毛染め作業者)など
甲状腺がん	放射線曝露
骨肉腫	放射線曝露
非ホジキンリンパ腫	放射線曝露
白血病	ベンゼン曝露、放射線曝露(X線、ラドンなど)
多発性骨髄腫	放射線曝露

[1] 倉恒匡徳 編集. 職業がん－疫学的アプローチ－. 癌の臨床 別集. 篠原出版, 東京. 1984.
[2] 岸玲子 監修. 職業・環境がんの疫学－低レベル曝露でのリスク評価. 篠原出版新社, 東京. 2004.

ディズニー製作ミュージカル映画「メリー・ポピンズ」をご存じでしょう。「チム・チム・チェリー」があり、「灰や煙のなかで過ごすけど、世界中で僕よりハッピーなやつはいないんだ」「煙突掃除は実にラッキーなことさ」「幸運はうつるよ。君と握手すれば」と歌っている。本当は過酷な作業・作業環境だったのです。少年の陰嚢ひだにすすがたまり（貧乏で風呂、シャワーもなく）、がんにかかった。

高校時代に文字数の多い英単語はFloccinaucinihilipilification（蔑視）（29文字）だと習った。ジュリー・アンドリュースは窮地（SNAFU）を打破する呪文「スーパーカリフラジリスティックエクスピアリドーシャス（Supercalifragilisticexpialidocious）」を唱えています。こちらが多く34文字です。化学用語、医学用語などでは、さまざまな多文字語が造語される。例えば、ペットボトルのPet（Polyethyleneterephthalate）、アセトアルデヒド脱水素酵素（Acetaldehydedehydrogenase）は25文字です。Smilesが長いという突っ込みが入ります。sとsの間が1mileもある。

12. 放射線への曝露

放射線の功罪
放射線の罪

電離放射線（放射線）は電磁放射線（光子線）（X線［レントゲン］、γ線）および粒子放射線（α線、β線、中性子線、陽子線、重粒子線［炭素イオン線を含む］など）に分けられます。

放射線は確実な発がん物質です。曝露するとDNA付加体形成、遺伝子損傷・変異などイニシエーションがおこる。その後、慢性炎症、エピゲノム変化をともなうプロモーション、プログレッションへ進展します。

人類最悪の発明は核兵器です。1945年夏、広島にウラン型、長

崎にプルトニウム型の原子爆弾が投下された。爆心地近くで熱線、衝撃波や超高線量被爆（原爆症）、早発性（急性）障害（中枢神経障害、腸管障害・感染症、骨髄障害を含む）による死亡者は、広島市民約14万人、長崎市民約7万人とされます。爆心地から離れて被爆した場合、一定期間後にさまざまな障害・病態がおこりました。比較的早期に発生した悪性腫瘍には甲状腺がん、造血臓器腫瘍（白血病[7〜8年後にピーク]を含む）がある。中期（亜急性影響）・長期の潜伏期後（晩期・慢性の影響）には食道、胃、結腸、肝臓、肺、皮膚、乳房、卵巣、膀胱など多様な部位の固形がんが生じ、種々の後遺症、次世代への影響（生殖障害、遺伝影響）もあります。

　環境曝露（原発事故、職業性曝露を含む）、宇宙線曝露、医療曝露（診断、治療）などによる低〜中線量曝露は痛みもかゆみもありません。しかし、体内では静かに・着実にがん化が進んでいます。ウラン鉱山鉱夫の肺がん、ダイヤルペインター（ラジウム）の骨がん、トロトラスト肝造影剤（トリウム）による肝血管肉腫などがその例です。

　ウクライナのチョルノービリ原発事故（1986年）では、地域に住む幼小児に甲状腺がんリスクの上昇が認められています。福島第一原発事故（2011年）は、国際原子力事象評価尺度（INES）によれば、放射線量の観点から、当初、チョルノービリと同じ最悪レベル7とされました。その後、1/10程度だと見積もられています。主な核分裂生成物はヨウ素131、セシウム134と137です。半減期はそれぞれ8日、2年、30年であり、今日、環境生態系に影響があるのはセシウム137です。これまでの観察では、がんリスク（幼小児の甲状腺がんを含む）の上昇は認められていません。今後、内部被曝による健康影響の観点から注意深いフォローアップが必要です。

　電離放射線への低線量曝露は原子力産業の放射線取り扱い作業者にみられ、非電離放射線への曝露には電磁波曝露（送電線下、

表3-13. 放射線曝露量[1]

人工放射線	吸収線量	等価線量 実効線量	自然放射線
がん治療（治療部位の線量）	100 Gy		
心臓カテーテル（皮膚線量）	10 Gy		
	1 Gy		
原子力・放射線取り扱い作業者の線量限度/5年	0.1 Gy	100 mSv	
原子力・放射線取り扱い作業者の線量限度/1年		50 mSv	
CT検査 胃X線検査 PET検査		10 mSv	ラムサール（イラン）高濃度スポット[2]での自然放射線量
			ケララ（インド）、陽江（中国）、ガラパリ（ブラジル）[2]での自然放射線量
			自然放射線総量 （2.1mSv/年/日本人1人当たり）[3]
一般公衆の年間線量限度		1 mSv	
			東京⇄ニューヨーク往復 （宇宙線による）
胸部X線集団検診		0.1 mSv	
歯科撮影		0.01 mSv	

[1] 関西原子力懇談会. ちょっと詳しく放射線. 引用改変
http://www.kangenkon.org/houshasen/health02.html
[2] 大地からの放射線量
[3] 自然放射線総量（摂取食物からの曝露、大地からの放射線量を含む）

電子レンジを含む）、高周波電磁界曝露（携帯電話、スマホを含む）などがある。先行研究によれば、健康影響は明確でありません。

外部被曝vs内部被曝

波長が長く、振動数が少ない放射線はエネルギーが小さく、透過力が弱い。一方、波長が短く、振動数が多いものはエネルギーが大きく、透過力が強い。

　体外からの放射線曝露が外部被曝です。例えば、β線とγ線を比較すると、透過力はγ線のほうがβ線より強く、内部臓器への影響も大きい。

　外部被曝量を減らすには、放射線源より距離をとる（距離）、放射線を遮る（遮蔽）、放射線曝露の時間を減らす（時間）の3原則があります。

　放射性物質を喫い込み、放射性物質汚染食品を摂取すると内部被曝を受けます。内部被曝はγ線だけでなく、β線でもおこります。

ベクレル、グレイ、シーベルト

1秒間に出る放射線エネルギー量がベクレル（Bq）です。吸収放射線エネルギー量（吸収線量）はグレイ（Gy）です。

　ヒト組織・臓器別確率的健康影響をあらわす等価線量シーベルト（Sv）は、Gyに放射線荷重係数をかけたものです。全身の確率的健康影響を示す実効線量（Sv）は、等価線量に組織荷重係数をかけ合計します。なお、1Svは1,000mSvです。

放射線線量と人体への影響

1977年に国際放射線防護委員会（ICRP）は、放射線被曝量をALARA（アララ）（合理的に達成可能な限り低く）抑えるという原則

を勧告しています。なお、放射線被曝が累積100mSvになると、がん死亡確率が0.5%高まるとされます。

　被曝線量限度（実効線量）は、原子力・放射線取り扱い作業者の場合100mSv/5年以下（50mSv/年以下）、一般公衆の場合1mSv/年以下と定められています（ICRP［2007年勧告］）。これは放射線累積被曝量を下げてもがんや遺伝的影響はゼロにならず、被曝量と健康事象の間に閾値はなく、直線的な関係にある（LNT仮説）という確率的モデルに基づいている。

　他の毒物・発がん物質のごとく、閾値を想定する確定的モデルもある。極低線量放射線照射には生物の成長、寿命の延伸、繁殖力の賦活がみられることから、極低線量放射線被曝は健康に良い（ホルミシス）という考えが生まれる。

高自然放射線地域における健康影響の観察

大地からの高自然放射線地域（HBRA）として知られているのは、ラムサール（イラン北部を東西に走るアルボルズ山脈北西の麓でカスピ海南西にある温泉リゾート）、インド南西アラビア海に面したケララ州カルナガパリ海岸、中国広東省陽江市、ブラジル南東部観光地ガラパリ海岸などです（秋葉澄伯博士、中村清一博士）。

　ラムサールの主な放射線は放射性元素ラジウムと崩壊生成核種（ラドンを含む）であり、放射線量平均値（最高値）は10.2（260）mGy/年と報告されています。カルナガパリ、陽江市、ガラパリの主な放射線はモナザイト岩石・砂中の放射線元素トリウムであり、放射線量はそれぞれ3.8（35）mGy/年、3.5（5.4）mGy/年、5.5（35）mGy/年です。当該地域住民に末梢血リンパ球染色体異常、遺伝子損傷・変異に若干の増加があるが、健康への影響（特に、がん罹患率の上昇）は確認されていません。

2004年夏、イラン、バーボル市での「イランカスピ海沿岸地域おける消化管がんの宿主・環境要因の研究」を終えた後、(財)体質研から借用したガイガーカウンターを持参し、ラムサールにおける環境放射線量の測定を行なった。自然放射線は湧き出した温泉水・堆積物に含まれ、高線量地域は狭く、小川沿いに点在していることを再確認しました。

　1971年にラムサール温泉宿泊施設(パフラヴィ宮殿[シャーの離宮]を含む)を利用して会議が開催され、湿地保存のための国際条約(「特に、水鳥の生息地として国際的に重要な湿地に関する条約」)(通称、ラムサール条約)が制定された。なお、ラムサールには条約に該当する湿地はありません。

　ラムサール訪問では、留学生レザ君、バーボル大学アリ教授と地域警備員らしき方々に常時エスコート(もしくは、監視)されました。国内・国際間の宗教・民族・体制抗争があり、イランが必ずしも治安がよいわけでないことの証左でしょう。

放射線診断・治療後のがん

表示したように、胸部X線検査は0.1mSv未満の曝露なので健康影響は小さい。しかし、CT検査、胃X線検査、PET検査は10mSvの曝露になるので、短期間内に頻回・高線量曝露は控えましょう。がん治療照射部位は100Gy、心臓カテーテル治療は10Gyとなります。

　高線量放射線による診断・治療受療者、がんサバイバーには照射部位の炎症、再発がん・2次がん(造血臓器腫瘍を含む)のリスクがあることを知り、定期的にフォローを受ける必要があります。

放射線の功
放射線診断と治療

前述のように、電離放射線には多種の電磁放射線および粒子放射線があるが、X線、CT、PETおよびRI(放射性同位体)などは、傷害

や疾病（がんを含む）の診断に使われている。

　放射線治療はがん4大療法の1つです。さまざまな部位のがん治療がなされています。細胞分裂頻度が多い細胞、幼若細胞（胚細胞・幹細胞を含む）、未分化の細胞（がん細胞を含む）などは放射線感受性が高いという性質「ベルゴニエ・トリボンドーの法則」を利用したものです。

　放射線治療の際には、まず、個々の電離放射線の特徴、放射線感受性の有無を知り、治療効果だけでなく副反応を考慮して総線量を決め、分割照射を行ない、1回当たりの照射量を抑え、患部（がんの部位）に焦点を合わせ照射されています。

第**4**章
がん各論

本章で述べるがんの1次予防（リスク要因・予防要因）、2次予防（がん検診・スクリーニング）に関する内容は自験例を踏まえ、以下の内外のがん疫学・予防に関する研究成果を参照してまとめました。それはWCRF/AICRによるDiet, Nutrition, Physical Activity and Cancer：a Global Perspective. A Summary of the Third Expert Report（なお、日本からWCRF-CUP評価委員として参画しているのは古野純典博士、田中恵太郎博士、津金昌一郎博士、山本精一郎博士です）とインターネット版（2018）：

https：//www.wcrf.org/int/continuous-update-project/continuous-update-project-findings-reports、American Cancer Society（ACS）（2019）：https：//www.cancer.org/cancer.html に加え、International Agency for Research on Cancer（IARC）：http://monographs.iarc.fr/、文部科学省科学研究費による大規模コホート研究（JACC Study）（主任研究者：玉腰暁子博士）：https：//publichealth.med.hokudai.ac.jp/jacc/achievement1.html、厚生労働省がん研究助成金による国立がん研究センターによる多目的コホート研究（JPHC Study）（主任研究者：津金昌一郎博士）：https：//epi.ncc.go.jp/jphc/などです。

4-1. 口腔・咽頭・喉頭がんの1次予防と2次予防

食物は口腔（舌、口腔）→中咽頭→下咽頭→食道へと流れます。一

方、空気は鼻（上）咽頭→中咽頭→声帯・喉頭→気管→気管支→肺へと流れます。

　上部消化管と上気道ルートの一部は共有され、リスク要因・予防要因もシェアされています。飲食物を飲み込む時、声帯・喉頭は閉じます。この連係ミスがあり、タイミングが狂うと咳き込み、食物をつまらせ、誤嚥しうる。

　家族性（遺伝性）腫瘍症候群には、ファンコニ貧血、先天性角化不全症（ディスケラトーシス）などがあります。

　口腔・咽頭・喉頭がんの確実なリスク要因はタバコ、アルコール飲料、ヒトパピローマウイルス（HPV）感染、紫外線曝露であり、ほぼ確実なリスク要因は口腔不衛生、肥満、内臓脂肪・異所性脂肪蓄積、2型糖尿病、メタボリック症候群です。確実・ほぼ確実な予防要因はありません。

　シガー、パイプの煙は刺激が強く、くゆらせます。タバコ煙中発がん物質が舌、口腔、咽頭粘膜にとどまりがんをおこす。シガレットの場合、喫い込んだ発がん物質が喉頭、気管・気管支・肺へ流入し、血行性に膀胱、子宮頸部などへ到達し発がんします。

　タバコによる相対危険度、人口寄与危険度が大きいのは、前述のとおり、上部消化管がん、上気道のがん、気管・気管支・肺がん、子宮頸がん、泌尿器がんなどです。

　アルコール飲料の場合、たんぱく質変性作用（特に、ハイスピリッツ飲用）とアセトアルデヒドの発がん作用が関係しています。

　HPVには皮膚型と粘膜型がある。身体開口部である口腔・咽頭がん、食道がんをはじめ、肛門がん、皮膚がん、子宮頸がん、陰茎がんなどとも関連しています。オーラルセックス感染もあります。

　紫外線へ曝露するとがんができます。DNA付加体形成、遺伝子

損傷・変異があり、DNA修復機構、免疫監視システムの破綻によるものです。

　口腔内細菌（歯周病菌を含む）感染、カンジダ感染などによる慢性炎症も原因です。口腔衛生（歯磨き、舌苔除去など）を心がけましょう。

　肥満、内臓脂肪・異所性脂肪蓄積、2型糖尿病、メタボリック症候群と口腔・咽頭・喉頭がんとの関連は特異的なものでなく、代謝異常、慢性炎症、低栄養状態、免疫力低下という側面から説明されます。

　職業性要因はありません。

表4-1. 口腔・咽頭・喉頭がんの1次予防と2次予防[a]

1. 宿主要因		
家族性(遺伝性)腫瘍症候群　ファンコニ貧血[b]、先天性角化不全症(ディスケラトーシス)[c]など		

2. 1次予防(発生予防)		
1）生活習慣要因	リスク要因	予防要因
a. 確実な要因	タバコ	
	アルコール飲料	
	HPV[d]感染	
	紫外線曝露	
b. ほぼ確実な要因	口腔不衛生	
	肥満、内臓脂肪・異所性脂肪蓄積	
	2型糖尿病、メタボリック症候群	
2）職業性要因	なし	

3. 2次予防(早期発見・早期治療)	
1）前がん・先行・併存病変	舌苔、口腔白板症・線維症、義歯や充填歯による慢性炎症
2）がん検診	なし

[a] WCRF/AICR報告書(2018)、ACS (2019)、IARCモノグラフ、大規模コホート研究（JACC Study）、多目的コホート研究（JPHC Study）などを参考にした

[b] ファンコニ貧血＝染色体脆弱性を背景にした進行性汎血球減少症であり、骨髄異形成症候群や白血病などへの移行がある。口腔・咽頭・喉頭がんのハイリスク群であり、指定難病の1つでもある

[c] 先天性角化不全症（ディスケラトーシス）＝染色体のテロメア分子の異常で皮膚、粘膜、神経系、肺などの全身臓器に異常があり、再生不良性貧血をともなう。口腔・咽頭・喉頭がんを合併することがある。指定難病の1つ

[d] ヒトパピローマウイルス

前がん・先行・併存病変には、上述のように、舌苔、口腔白板症・線維症、義歯や充填歯による慢性炎症があります。カラオケなどによる声帯（喉頭）ポリープは良性ですが、喉頭がんの症状と似ています。嗄声（かすれ声）があったら専門医を受診してください。

　がん検診は実施されていません。

口腔がんタバコを止めて酒控えん

解説メモ　噛みタバコ、ベテルナッツ、ベテルクイッド

噛みタバコはタバコの葉っぱに石灰を加えて噛むものです。口腔がんの原因物質です。最近、禁止されたが、かつて、大リーガーが噛みタバコをもぐもぐとやり、つばをぺっぺっと吐いていました。

　噛みタバコに似た嗜好品にビンロウジ（檳榔子）（ベテルナッツ）があります。アレコリン（ニコチン様アルカロイド）が含まれ、刺激性、覚醒作用、習慣性がある。東南アジアでは、砕いたベテルナッツと石灰（サンゴの粉）をキンマ（黒コショウ）の葉で包み噛んでいる。地域の慣習・本人の好みによりタバコや香辛料が加えられ、ベテルクイッドとも呼ばれます。

　噛むと化学反応がおこり鮮赤（なかなか褐変しない）になる。チェンナイの街角で、男性がところかまわず真っ赤なつばを吐いていた。そは喀血かと、結核感染の不安がよぎった。ガジャラクシュミ博士（マドラスがん研究所）との協働研究「インドにおける大腸がんの宿主・環境要因の研究」（1999年〜2001年実施）のため訪印した時のことです。

　インドやスリランカなどの男性では、ベテルナッツ、ベテルクイッドによる口腔がんが、がん罹患および死亡のトップです。スリランカにおいて小林博博士、溝上哲也博士らは、大人への啓発だけでなく、小中学校での健康教育が効果的であり、両親への波及効果があることを報告しています。

　国内紛争・内戦が長引くイエメン、アフリカ諸国（エチオピア、ジブチ、ソマリア、ケニアを含む）では、男性がカートの葉を口一杯にして噛んでいる。

カートにも興奮作用、覚醒作用がある。常用者は口腔がんハイリスク群です。

4-2. 鼻（上）咽頭がん（NPC）の1次予防と2次予防

鼻（上）咽頭は空気の喫い込み口です。

　家族性（遺伝性）腫瘍症候群ではないが、地理的・民族的・家族集積性があります。中国広東人に多いが、広東風塩蔵魚（咸魚・鹹魚［ハムユイ］）の摂取（生活習慣の家族内共有）と関係がある。

　鼻（上）咽頭がんの確実なリスク要因はタバコ、EBV（エプスタイン・バーウイルス）感染であり、ほぼ確実なリスク要因はアルコール飲料です。確実・ほぼ確実な予防要因はありません。

　EBVは飛沫感染、接触感染、性行為感染（STIs）（精液など）します。キス（唾液）でも感染するのでキス病とも呼ばれる。大人の8～9割が感染しています。伝染性単核球症の原因です。鼻（上）咽頭が

表4-2. 鼻（上）咽頭がんの1次予防と2次予防[a]

1. 宿主要因		
家族性（遺伝性）腫瘍症候群　中国広東人に多い		
2. 1次予防（発生予防）		
1）生活習慣要因	リスク要因	予防要因
a. 確実な要因	タバコ	
	EBV[b]感染	
b. ほぼ確実な要因	アルコール飲料	
2）職業性要因	ニッケル、クロム、ホルムアルデヒド、木くずなどへの曝露	
3. 2次予防（早期発見・早期治療）		
1）前がん・先行・併存病変　鼻中隔穿孔		
2）がん検診　なし		

[a] WCRF/AICR報告書(2018)、ACS (2019)、IARCモノグラフ、大規模コホート研究（JACC Study）、多目的コホート研究（JPHC Study）などを参考にした

[b] エプスタイン・バーウイルス

んだけでなく、胃がん、非ホジキンリンパ腫（バーキットリンパ腫）もおこす。発生予防のために、乳幼児に対するワクチン接種が考えられます。

職業性要因はニッケル、クロム、ホルムアルデヒド、木くずなどへの曝露です（吉村健清博士ら）。

前がん・先行・併存病変には鼻中隔穿孔があります。

がん検診は実施されていません。

禁煙で鼻咽頭がんもさようなら

4-3-1. 食道がん（扁平上皮がん）の1次予防と2次予防

食道は咽頭と胃をつなぐ管状の臓器であり、消化機能はありません。食物は口腔で咀嚼され中咽頭→下咽頭→食道（頸部食道→胸部食道→腹部食道）→胃へ流れる。食道の壁は内側から外側へ粘膜、粘膜下層、固有筋層、外膜に分かれています。

扁平上皮がんが90%を占め、腺がんは10%未満です。

家族性（遺伝性）腫瘍症候群はありません。

食道がん（扁平上皮がん）の確実なリスク要因はタバコ、アルコール飲料であり、ほぼ確実なリスク要因は熱い飲食物（お茶、茶粥など）、HPV感染です。確実・ほぼ確実な予防要因はありません。

タバコ、アルコール飲料へ同時に曝露すると、交互作用のもとリスクは上昇し、さらに特定の遺伝子多型を持っていると、リスクが大きくはね上がります。遺伝子多型は変容できません。しかし、ある要因と遺伝子多型との交互作用を知り、的確に予防・対策がとれます。

熱い飲食物を摂ると食道粘膜が損傷する。かつて近畿地方南部（奈良県・和歌山県・三重県など）では、沸騰するほうじ茶で煮た熱い茶粥（ちゃかいさん・おかいさん）に関わる食道がんが発生していました。

　HPV感染とタバコに同時に曝露するとリスクが上昇します。

　職業性要因はドライクリーニング作業者（テトラクロロエチレンへの曝露）です。

　前がん・先行・併存病変にはプランマー・ヴィンソン症候群（鉄欠乏性貧血、舌炎、嚥下障害を3徴候とする）があります。

　がん検診は実施されていません。

酒タバコいっしょにやればリスクはね

表4-3-1. 食道がん（扁平上皮がん）の1次予防と2次予防[a]

1. 宿主要因		
家族性(遺伝性)腫瘍症候群　なし		

2. 1次予防（発生予防）		
1）生活習慣要因	リスク要因	予防要因
a. 確実な要因	タバコ	
	アルコール飲料	
b. ほぼ確実な要因	熱い飲食物（お茶、茶粥など）	
	HPV[b]感染	
2）職業性要因	ドライクリーニング作業者（テトラクロロエチレンへの曝露）	

3. 2次予防（早期発見・早期治療）		
1）前がん・先行・併存病変	プランマー・ヴィンソン症候群[c]	
2）がん検診	なし	

[a] WCRF/AICR報告書(2018)、ACS (2019)、IARCモノグラフ、大規模コホート研究（JACC Study）、多目的コホート研究（JPHC Study）などを参考にした
[b] ヒトパピローマウイルス
[c] プランマー・ヴィンソン症候群＝鉄欠乏性貧血、舌炎、嚥下障害の3徴候がある

シルクロードと食道がん

カスピ海東岸地域、絹の道沿いに食道がんベルトがありました。高濃度アルコール飲料、水タバコ（水パイプ）、低栄養、発がん病原体への感染などと宿主要因との多要因交互作用の結果ではないかと示唆されています。

　厳しい交易路では、高濃度アルコール（スピリッツ）とともに、水パイプが喫まれ、乾燥した土地のため野菜摂取不足があり、保存食品中のカビ菌・真菌（フモニシンを含む）への曝露が考えられます。水パイプに関して付言すれば、円座に座り、回し喫みする際にHPV感染がおこる。

　宿主要因の染色体異常、生殖細胞系列遺伝子変異、がん遺伝子・がん抑制遺伝子変異、エピジェネティクスなどの関与も考えられます。

解説メモ **飲酒、喫煙、アルコール・アセトアルデヒド代謝酵素遺伝子多型と食道がん**

崔日博士、松田浩一博士らは食道がん（扁平上皮がん）1,070例、対照群2,836例を対象にして症例対照研究を行なった。飲酒歴、喫煙歴を調べ、遺伝子多型（SNP）についてはゲノムワイド関連解析（GWAS）を実施し、生活要因・遺伝要因との交互作用に関する多要因ロジスティック回帰分析をした（2009年）。

　飲酒歴（多量飲酒 vs なし・少量飲酒［参照群］）、喫煙歴（あり vs なし［参照群］）、アルコール脱水素酵素1B（ADH1B）（低酵素活性群 vs 中等度・高酵素活性群［参照群］）、アセトアルデヒド脱水素酵素2（ALDH2）（中等度酵素活性群 vs 低・高酵素活性群［参照群］）のオッズ比はそれぞれ1.92、1.79、1.85、1.66であった。多量飲酒歴あり、喫煙歴あり、ADH1B低酵素活性、ALDH2中等度酵素活性の高リスク要因群 vs 低リスク要因群（参照群）のオッズ比は189.26にはね上がった。

　飲酒歴、喫煙歴だけでも食道がん（扁平上皮がん）のリスクは上昇するが、ADH1BおよびALDH2遺伝子多型との相乗作用は非常に大きい。

　田中文明博士、森正樹博士らも食道がん（扁平上皮がん）1,071名、対

照群2,762名をリクルートし、生活習慣要因（飲酒歴と喫煙歴）、宿主要因（ADH1BおよびALDH2の遺伝子多型）の関与を調べた（2010年）。飲酒（＋）、喫煙（＋）、ADH1B低酵素活性、ALDH2低・中等度酵素活性のハイリスク要因群vsローリスク要因群（参照群）のオッズ比は146.4と計算され、ほぼ同様に、生活習慣要因（飲酒歴、喫煙歴）と宿主要因（アルコール、アセトアルデヒド脱水素酵素遺伝子多型）との大きな相乗作用を観察しています。

4-3-2. 食道がん（腺がん）の1次予防と2次予防

家族性（遺伝性）腫瘍症候群はありません。

　食道がん（腺がん）の確実なリスク要因はタバコ、アルコール飲料、肥満、内臓脂肪・異所性脂肪蓄積、2型糖尿病、メタボリック症候群です。最近、歯周病菌の関与を示唆する報告があります。ほぼ確実なリスク要因はありません。確実な予防要因もありません。ほぼ確実な予防要因は身体活動です。

　胃から食道への逆流は抑えられています。しかし、加齢、肥満、内臓脂肪・異所性脂肪蓄積、ストレスに加え、食べ過ぎ、飲み過ぎ、食後すぐの就寝などがあると、胃圧迫、胃・食道リフラックス（逆流）がおこり、食道炎（いわゆる胸焼け、呑酸）・潰瘍、食道白板症、食道肥厚症を生じ、食道扁平上皮から胃円柱上皮へ移行し食道腺がんができます。

　職業性要因はありません。

　前がん・先行・併存病変には食道アカラシア、胃食道逆流症（GERD）（逆流性食道炎を含む）、バレット食道・白板症、タイローシス（食道肥厚症）などがあります。

　がん検診は実施されていません。

表4-3-2. 食道がん（腺がん）の1次予防と2次予防[a]

1. 宿主要因		
家族性（遺伝性）腫瘍症候群　なし		

2. 1次予防（発生予防）		
1）生活習慣要因	リスク要因	予防要因
a. 確実な要因	タバコ	
	アルコール飲料	
	肥満、内臓脂肪・異所性脂肪蓄積	
	2型糖尿病、メタボリック症候群	
b. ほぼ確実な要因		身体活動
2）職業性要因	なし	

3. 2次予防（早期発見・早期治療）	
1）前がん・先行・併存病変	食道アカラシア[b]、胃食道逆流症（GERD）[c]、バレット食道・白板症[d]、タイローシス（食道肥厚症）[e]など
2）がん検診	なし

[a] WCRF/AICR報告書（2018）、ACS（2019）、IARCモノグラフ、大規模コホート研究（JACC Study）、多目的コホート研究（JPHC Study）などを参考にした

[b] 食道アカラシア＝下部食道括約筋がゆるみ機能せず、食道拡張、食物の通過障害がみられる

[c] 胃食道逆流症（GERD）＝胃酸を含む胃の内容物が逆流して、食道粘膜にびらんや潰瘍などの病変が生じ、胸やけ、呑酸などの症状をおこす。逆流性食道炎（炎症あり）と非びらん性胃食道逆流症（炎症なし）とに分けられる

[d] バレット食道・白板症＝胃食道逆流症（GERD）を背景に、食道下端の扁平上皮が胃から連続する円柱上皮で置換され白板化した状態である

[e] タイローシス（食道肥厚症）＝食道アカラシア、胃食道逆流症（GERD）、バレット食道・白板症などを背景に生ずる

肥り過ぎ食道腺がんリスクあり

4-4. 胃がんの1次予防と2次予防

胃は蠕動運動で飲食物と消化液（塩酸、ペプシン［たんぱく質消化酵素］を含む）を混合する臓器です。入口は噴門部、中心部は胃体部、出口は幽門部と呼ばれ、十二指腸へつながる。胃壁は内側から粘膜、粘膜下層、固有筋層、漿膜下層、漿膜（腹膜）の層になっています。

　家族性（遺伝性）腫瘍症候群には家族性（遺伝性）びまん性胃が

ん、リンチ症候群（遺伝性非ポリポーシス大腸がん［HNPCC］）、ポイツ・ジェガース症候群などがあります。

　胃がんの確実なリスク要因はピロリ菌感染ですが、ヘリコバクター・スイス（スイス菌）感染、歯周病菌感染、EBV感染の関与も示唆されています。ほぼ確実なリスク要因はタバコ、アルコール飲料、塩蔵食品（漬物、塩蔵魚、燻製など）、加工肉、肥満、内臓脂肪・異所性脂肪蓄積、2型糖尿病、メタボリック症候群です。確実・ほぼ確実な予防要因はありません。

　ピロリ菌感染を背景に、タバコ、アルコール飲料、ニトロソアミン（加工肉［アミノ酸］が亜硝酸と化学反応して生成される）が加わってイニシエーションがおこり、食塩がプロモーターとして働き、慢性萎縮性胃炎を経て胃がんが発生します。肥満、内臓脂肪・異所性脂肪蓄積、2型糖尿病、メタボリック症候群は、特に、噴門部がんの原因です。

　ピロリ菌検査が陽性であれば、胃カメラを行ない確定診断後に除菌するのが望ましい。しかし、壮年後の除菌の場合、すでにイニシエーションが生じ、エピジェネティック変化（染色体不安定性［ヒストンの化学的修飾を含む］、DNAメチル化・アセチル化）がおこって（残って）おれば発がんしうる。

　職業性要因はアスベスト曝露です。

　前がん・先行・併存病変には慢性胃炎・萎縮性胃炎、マルトリンパ腫、胃術後状態、悪性貧血、特発性血小板減少性紫斑病（ITP）などがあります。

　がん検診として、対策型がん検診（胃X線検査［1回/年］、胃内視鏡検査［1回/2年］）が実施されています。

すっきりとピロリ除菌し胃がん絶つ

表4-4. 胃がんの1次予防と2次予防[a]

1. 宿主要因

家族性（遺伝性）腫瘍症候群	家族性（遺伝性）びまん性胃がん[b]、リンチ症候群（遺伝性非ポリポーシス大腸がん[HNPCC]）[c]、ポイツ・ジェガース症候群[d]など

2. 1次予防（発生予防）

1）生活習慣要因	リスク要因	予防要因
a. 確実な要因	ピロリ菌感染[e]	
b. ほぼ確実な要因	タバコ	
	アルコール飲料	
	塩蔵食品（漬物、塩蔵魚、燻製など）	
	加工肉	
	肥満、内臓脂肪・異所性脂肪蓄積	
	2型糖尿病、メタボリック症候群	
2）職業性要因	アスベスト曝露	

3. 2次予防（早期発見・早期治療）

1）前がん・先行・併存病変	慢性胃炎・萎縮性胃炎、マルトリンパ腫、胃術後状態、悪性貧血、特発性血小板減少性紫斑病（ITP）など
2）がん検診	対策型がん検診（胃部X線検査[1回/年]、胃内視鏡検査[1回/2年]）が実施されている

4. 他の特記事項

1）かつて、日本は胃がん罹患率がもっとも高い国でした。特に、高塩食品（漬物、みそ汁など）を摂取する東北地方で高かった。今日、ピロリ菌感染率が高く、塩からいキムチなどを摂取する韓国が世界一です

[a] WCRF/AICR報告書(2018)、ACS (2019)、IARCモノグラフ、大規模コホート研究（JACC Study）、多目的コホート研究（JPHC Study）などを参考にした

[b] 家族性（遺伝性）びまん性胃がん＝胃がん病理型は腸型、びまん性に大別される。びまん性胃がんは悪性度が高く、遺伝的負荷が大きく、常染色体顕性遺伝形式をとる

[c] リンチ症候群（遺伝性非ポリポーシス大腸がん[HNPCC]）＝DNAミスマッチ修復機構が欠損した常染色体顕性遺伝性疾患である。大腸がんの生涯リスクが70〜80%あり、散発性大腸がんより若年（40代半ば）で発生する。胃、小腸、肝臓、胆管、膵臓、ケラトアカントーマ（皮膚がんの一種）、子宮内膜、卵巣、泌尿器系臓器、脳などの腫瘍リスクも高い

[d] ポイツ・ジェガース症候群＝胃、小腸、結腸などに過誤腫性ポリープが多発し、特徴的な色素性皮膚病変をともなう常染色体顕性遺伝疾患である。消化管がんだけでなく、膵がん、乳がん、卵巣がんなどのリスクも高い

[e] 他に、ヘリコバクター・スイス（スイス菌）感染、歯周病菌感染、EBV感染の関与も示唆されている

解説メモ　ピロリ菌の発見

昔から胃がん感染説があった。1881年ドイツの病理学者がヒト胃に細菌を見つけ、1893年にイタリアの研究者が犬胃にスピロヘータがいることを報告した。1913年にはデンマークのフィビゲル, J.が線虫を用いてネズミに胃がんを発生させた。その業績に対して1926年にノーベル賞が授与された。しかし、追試しても再現性がなく、「時の審判」が誤りだと判断した。ノーベル賞歴史の苦い1コマです。1919年に北里研究所の小林六造は、猫の胃由来の細菌をウサギに感染させ胃潰瘍をおこし、細菌と病気との関係を報告した。しかし、病原体を培養できなかった。

　胃酸酸度は高い(pH1〜2と低い)。古今東西の科学者の常識では、細菌は生息しないというものでした(事実、試験管内では、ピロリ菌も胃酸レベルの塩酸で死滅する)。胃内細菌の詮索など笑止千万、劫に一も念頭にされなかった。しかし、胃内には自らのウレアーゼで尿素をアンモニアと炭酸ガスへ分解し、pHを6〜7(中和)にして生息する細菌がいた。

　オーストラリアのパースは胃がんが少なく、黒白(黒＝胃がん、白＝非胃がん)が明白だったという幸運もある。病理学者ウォレン, J.R.と外科研修医マーシャル, B.J.は旧習の固定観念にとらわれず、しぶとく研究を行ない、1979年に胃炎患者にらせん状細菌がいることを突き止めた。それだけではたまたま細菌がいたという話で終わる。マーシャルは細菌の分離・培養に成功し、自ら飲んで胃炎・胃潰瘍をおこし、見事にコッホ3(4)原則を立証した。その後、胃炎、胃・十二指腸潰瘍だけでなく、胃がんの原因であることを示唆した(1984年)。以上の業績に対して、2005年にノーベル生理学・医学賞が授与された。

　らせん状細菌(バクテリア)はヘリコプターみたいに動き、幽門部(ピロルス)に生息するということで、ヘリコバクター・ピロリ(ピロリ菌)と名づけられた。

ピロリ菌と病気

ピロリ菌感染は（慢性）胃炎、胃潰瘍、十二指腸潰瘍、機能性胃腸症、胃がんだけでなく、マルトリンパ腫、びまん性大細胞型B細胞リンパ腫、特発性血小板減少性紫斑病（ITP）との関連があり、気管支喘息、鉄欠乏性貧血、慢性蕁麻疹への関与も報告されています。

　肥満や高齢の方では、除菌後に食道アカラシア、胃食道逆流症（GERD）、バレット食道、タイローシスを経て、食道がん（腺がん）が生ずる。

解説メモ　コッホの4原則

パスツール, L. とともに、コッホ, R.（ベルリン大学教授）は近代細菌学の開祖と言われ、炭疽菌、結核菌、コレラ菌などの発見者として有名です。

　コッホは炭疽菌で「微生物がおこす疾病の因果関係の3原則」（ヘンレ, J.[コッホの師匠]による）を証明し、以下のように第4項目を加え、ヘンレ・コッホ（もしくは、コッホ）の4原則とした。

1. 患者（病巣）に特定の微生物が見いだされること
2. その微生物を分離培養できること
3. 分離した微生物を感受性動物に投与して、同じ病態をおこせること
4. 当該病巣から同じ微生物を再度分離培養できること

解説メモ　対がん10ヵ年総合戦略

対がん10ヵ年総合戦略の一環のもと、文部省がん特別研究・総括班長であった菅野晴夫博士（がん研究会がん研究所長）および北川知行博士、黒木登志夫博士、高山昭三博士、豊島久真男博士、藤木博太博士らのサポートを受け、文部省科学研究費補助金・国際学術研究・がん特別調査総括班が組織された。代表研究者は当初（1984～1989年度の6年間）青木國雄博士、その後、富永祐民博士（1990～1996年度）、大野良之博士（1997～1999年度）が務められた。

文科省がん特別研究海外学術調査がん疫学研究グループの再編成も
あった。田島和雄博士（文科省がん特別研究がん疫学研究グループ長）
は、韓国（ソウル）、日本（愛知県）、中国（重慶）において胃がんの疫学研究
（KOJAC［Korea-Japan-China］研究）を企画した。一方、筆者らは東南ア
ジア（タイ、ベトナム、インドネシア）における消化管がん（胃がん・大腸がん）
の宿主・環境要因の研究（SEAC［South-east Asian Countries］研究）を実
施した。

解説メモ **SEAC研究**

胃がんはピロリ菌感染有病割合（プリーバレンス）、大腸がんに関しては腸
内細菌叢の究明をコアテーマとした。

　ピロリ菌は水系感染・糞口感染（便口感染、口口感染）することから、タイ
（東北部のコンケン）、ベトナム（北のハノイ市、南のホーチミン市）でのピロ
リ菌感染プリーバレンスは予想どおり高かった。インドネシアでは後述のご
とく興味ある状況が観察された。

　大腸がんの研究では研究参加者に便の持参をお願いした。残念ながら、
排便直後の凍結保存、細菌の分離・解析ができなかった。高温環境下に放
置すれば腸内細菌叢は大きく変化する。フィールドスタディでの正当な評価
は困難であった。

　インドネシアには、原住民マレー人と外来マレー人が住んでいる。スマト
ラ島では外来民族の中国人、インド人も多い。宗教的にはまずヒンドゥー教
が広まり、ついで仏教が伝来した。その後、イスラム教が伝わり、現在では
イスラム教がメインとなり、世界最多のイスラム教徒をかかえる。バリ島だ
けにヒンドゥー教が残っている。なお、ボルネオ（カリマンタン）島とスラウェ
シ島、バリ島とロンボク島の間にウォレス線（生物分布境界線）がある。

　Soeripto教授、Triningsih, F.X.E.博士らをカウンターパートとして、赤
阪進博士、安藤亮介博士、市原明居子博士、栗木清典博士、小坂博博士、
佐々木誠人博士、鈴木貞夫博士、田中勤博士、福元進太郎博士、細野晃弘
博士らとの協働研究のもと、スマトラ島メダン、ジャワ島スマラン、ジョグジャ

カルタ、バリ島デンパサール、スラウェシ島マカッサル（昔の、ウジュンパンダン）、ロンボク島マタラムの6地区でピロリ菌感染プリーバレンスを調べた。インドネシアのピロリ菌陽性率は概して低いが、特に、ジャワ人、バリ人で低かった。

　インドネシアでは手指を使って食べる。地方に行けば上水道が完備せず、井戸、雨水、池・湖・河川水を飲んでいる方々がいる。落とし込み式トイレが残っており、河川へ投棄されている。典型的水系感染・糞口感染症A型肝炎ウイルス既往率（抗体プリーバレンス）はほぼ100％であった。一方、同じ感染パターンを示すピロリ菌感染プリーバレンスが低いのはパラドックスです。当該地区で慢性萎縮性胃炎が少なく、胃がん罹患率・死亡率が低いのは、医療水準だけでは説明できず、ピロリ菌感染プリーバレンスが低いことによると考えられた。すなわち、ピロリ菌感染が胃がんの原因であることを裏づけるものです。

　ちなみに、奥田真珠美博士、菊地正悟博士らは、日本で年齢階級別ピロリ菌感染プリーバレンスを調べ、若い年齢ほど低いことを認め、上下水道の完備、母児感染率の低下などによると報告しています。

余聞余話　淑女が「キンタマーニがダーイ好き!」と言った

スペイン語でピンガはサトウキビ蒸留酒である。同じロマンス語でありながらポルトガル語ではペニスを意味する。港町リスボンとはいえ、繁華街のバーで淑女がピンガを注文するととんでもないことになる。

　インドネシアのバリ島、デンパサールでの胃がんのエコロジカル研究終了後に、協働研究者のインドネシア人女性がキンタマーニ（アグン山、アバン山、バトゥール湖の間にある山と高原）にイク、イクと言っている。日本人にとり広言はばかる言葉を叫ばれると、赤面を通りこして微笑ましい。

余聞余話　塩中毒

古来、ヒトはうす塩で満足していた。今でもマサイ族の食塩摂取量は2g/日です。最低必要量1.5g/日と符合します。

食塩摂取勧告量は、WHOによれば5g/日未満、日本高血圧学会では6g/日未満、食事摂取基準（2020年）では男性7.5g/日未満、女性6.5g/日未満です。ところが、最近の国民健康・栄養調査によれば、食塩摂取量は男性11.0g/日、女性9.3g/日であり、WHO勧告量の2倍です。

　スイカにちょっと塩を振りかければ甘みが増すことを知っています。それは味蕾の塩センサーが他の味を引き立たせるためです。ヒトは貪欲に美味しさを求め、意識的・無意識的にたっぷり塩や醤油、ソースをかけて食べています。食塩でもドパミン脳内報酬（快感［快楽］追求）システムが成立しており、「吾唯不知足」状態です。

　カリウムは腎臓でのナトリウム再吸収を阻害します。岡山明博士、奥田奈賀子博士らが提唱するナト・カリ運動に沿い、食塩摂取を控え、野菜・海藻、果物など（カリウムを多く含む）をしっかり摂り、スパイス・香辛料をうまく使い、四季の味覚、素材の味を楽しみたい（岡田恵美子博士、瀧本秀美博士ら）。

　食塩は高血圧をおこし、胃がんプロモーターです。今日、食品に食塩相当量表示が義務づけられている。食塩摂取削減に対する産学官民協働作業のいっそうの推進が望まれます。

塩控え出汁を生かして舌づつみ
塩控え素材の旨さ知り楽し
薄味で素材本来の味を知る

4-5. 大腸がんの1次予防と2次予防

大腸は胃→小腸（十二指腸、空腸、回腸）に続く消化管です。右下腹部から結腸（盲腸［回盲部］、上行結腸、横行結腸、下行結腸、S状結腸）と直腸（直腸S状部、上部直腸、下部直腸）に分けられ、肛門へ続く。長さ1.5〜2mほどの臓器です。大腸機能に栄養素の消

化吸収はなく、便の形成、便の通過、水分・塩類の吸収がされる。

　家族性（遺伝性）腫瘍症候群には家族性大腸腺腫症（FAP）、リンチ症候群（遺伝性非ポリポーシス大腸がん［HNPCC］）、ポイツ・ジェガース症候群、*MUTYH*関連ポリポーシス（MAP）などがあります。

　大腸がんの確実なリスク要因はタバコ、アルコール飲料、加工肉・赤身肉摂取、肥満、内臓脂肪・異所性脂肪蓄積、2型糖尿病、メタボリック症候群、高身長です。加工肉・赤身肉の摂取はニトロソアミン生成、鉄分過剰摂取、腐敗菌・悪用菌の繁殖につながり、発がんに関与します。日本人は西洋人より、女性は男性より、がん罹患率が低いが、鉄分摂取量の差、月経による鉄欠乏状態（潜在性のものも含む）で説明する研究者もいます。ほぼ確実なリスク要因はありません。

　確実な予防要因は身体活動です。大腸がんリスクを半減させるほど効果が大きく、しかも副反応が少ない。ニコニコペースだけでなく、息が上がる強度の身体活動も含めるのがよい。ほぼ確実な予防要因は食物繊維を含む食品（レジスタントスターチ［難消化性でんぷん］など）、全粒穀物、ミルク・乳製品、カルシウムサプリメントです。

　職業性要因に夜間勤務がある。睡眠ホルモンであり、抗酸化物質でもあるメラトニン分泌低下の影響が考えられます。

　前がん・先行・併存病変には大腸腺腫（ポリープ）、大腸がん既往、炎症性腸疾患（IBD）（潰瘍性大腸炎、クローン病、過敏性腸症候群［IBS］、リーキーガット症候群［LGS］を含む）などがあります。

　がん検診には対策型検診（便潜血検査）（1回/年）が実施されています。

常日頃汗ばむペースのウォーキング　メタボを防ぎがんも遠ざく

表4-5. 大腸がんの1次予防と2次予防[a]

---

1. 宿主要因

家族性（遺伝性）腫瘍症候群	家族性大腸腺腫症(FAP)[b]、リンチ症候群(遺伝性非ポリポーシス大腸がん[HNPCC])[c]、ポイツ・ジェガース症候群[d]、MUTYH関連ポリポーシス(MAP)[e]など

---

2. 1次予防（発生予防）

1）生活習慣要因	リスク要因	予防要因
a. 確実な要因	タバコ	身体活動
	アルコール飲料	
	加工肉・赤身肉	
	肥満、内臓脂肪・異所性脂肪蓄積	
	2型糖尿病、メタボリック症候群	
	高身長	
b. ほぼ確実な要因		食物繊維を含む食品
		全粒穀物
		ミルク・乳製品
		カルシウムサプリメント
2）職業性要因	夜間勤務[f]	

---

3. 2次予防（早期発見・早期治療）

1）前がん・先行・併存病変	大腸腺腫（ポリープ）、大腸がん既往、炎症性腸疾患(IBD)（潰瘍性大腸炎、クローン病、過敏性腸症候群[IBS]、リーキーガット症候群[LGS]を含む）など
2）がん検診	対策型がん検診（便潜血検査）（1回/年）が実施されている

---

4. 他の特記事項

1）レジスタントスターチを摂り、短鎖脂肪酸を増やし、善用菌ビフィズス菌を増やせば、腸内細菌叢が改善される

2）抗菌薬で善用菌までも死滅させると、腸内細菌叢がかく乱され、多様性が失われ大腸がんリスクが上昇しうる

[a] WCRF/AICR報告書(2018)、ACS (2019)、IARCモノグラフ、大規模コホート研究（JACC Study）、多目的コホート研究（JPHC Study）などを参考にした

[b] 家族性大腸腺腫症(FAP)＝APC遺伝子変異を原因とする常染色体顕性遺伝性疾患である。大腸に100個以上のポリープ（ポリポーシス）が発生する。家族性大腸ポリポーシス、家族性腺腫性ポリポーシスとも呼ばれる。なお、ガードナー症候群は同一疾患とされる（牛尾恭輔博士）

[c] リンチ症候群（遺伝性非ポリポーシス大腸がん[HNPCC]）＝DNAミスマッチ修復機構が欠損した常染色体顕性遺伝性疾患である。大腸がんの生涯リスクが70～80%あり、散発性大腸がんより若年（40代半ば）で発生する。胃、小腸、肝臓、胆管、膵臓、ケラトアカントーマ（皮膚がんの一種）、子宮内膜、卵巣、泌尿器系臓器、脳などの腫瘍リスクも高い

[d] ポイツ・ジェガース症候群＝胃、小腸、結腸などに過誤腫性ポリープが多発し、特徴的な色素性皮膚病変をともなう常染色体顕性遺伝性疾患である。消化管がんだけでなく、膵がん、乳がん、卵巣がんなどのリスクも高い

[e] MUTYH関連ポリポーシス(MAP)＝MUTYH遺伝子の病的変異を原因とする常染色体潜性遺伝性疾患です。大腸腺腫数はほとんどの場合100個未満とされる。皮膚がん、乳がん、子宮内膜がん、卵巣がん、膀胱がんなどの合併リスクがある

[f] 睡眠ホルモンであり、抗酸化物質でもあるメラトニン分泌低下がある

散発性大腸がんのアデノーマ・カーシノーマ・シークエンス

散発性（家族性［遺伝性］でない）大腸がんの多段階発がんプロセス（アデノーマ・カーシノーマ・シークエンス［腺腫 - がんシークエンス］）が提案されています。

正常粘膜→異常腺窩巣→初期腺腫・中期腺腫・後期腺腫を経てがんになる。そのプロセスにがん抑制遺伝子・APC遺伝子の不活化、接着因子β-カテニンの過剰発現、がん遺伝子・Kras遺伝子の活性化、がん抑制遺伝子・TP53遺伝子の不活化、エピジェネティクスの関与があります。

発がんプロセス特異的な予防薬、スクリーニング、治療薬の開発など大腸がん克服戦略が立てられます。

図4-1. 散発性大腸発がんプロセスと分子生物学マーカー：
腺腫 - がんシークエンス[1,2]

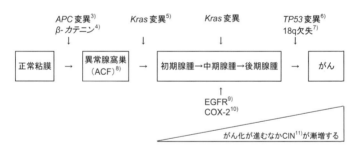

[1] Pino MS, Chung DC. The chromosomal instability pathway in clon cancer. Gastroenterology. 2010;138:2059-72.

[2] Rowan A, Halford S, Gaasenbeek M. et al. Refining molecular analysis in the pathways of colorectal carcinogenesis. Clin Gastroenterol Hepatol. 2006;3:1115-23.

[3] APC変異＝大腸腺腫症遺伝子（adenomatous polyposis coli）（がん抑制遺伝子）の変異（失活）
[4] β-カテニン＝Wntシグナル活性化の1つはβ-カテニンによりなされる
[5] Kras変異＝がん遺伝子Krasの変異（活性化）
[6] TP53変異＝がん抑制遺伝子TP53の変異（失活）
[7] 18q欠失＝18番染色体長腕の欠失
[8] ACF（aberrant crypt foci）＝異常腺窩巣
[9] EGFR（epidermal growth factor receptor）＝上皮成長因子受容体
[10] COX-2（cyclooxygenase-2）＝シクロオキシゲナーゼ-2
[11] CIN（chromosomal instability）＝染色体不安定性（ヒストン修飾を含む）

解説メモ　アスピリン（非ステロイド性抗炎症薬［NSAIDs］）による大腸がん化学予防

石川秀樹博士、武藤倫弘博士らがコアになり、2007〜2009年に全国19施設協働研究のもと、大腸腺腫・大腸がん1個以上の内視鏡的摘除を受けた40〜70歳の方のうち、同意の得られた311例を実験群（152例）、対照群（159例）に分け、RCTを実施した（J-CAPP研究）。

　実験群には低用量アスピリン腸溶錠（100mg/日）、対照群にはプラセボ（偽薬）を2年間服用して貰い、2年後に実験群と対照群間で大腸腺腫発生率を比較した。

　性、年齢、腫瘍数など調整リスク比を計算すると0.60であり、非喫煙者のリスク比は0.37であった。一方、喫煙者では3.44とリスクが上昇した。

　この研究はドラッグ・リポジショニング（安全で廉価な既存薬の新しい薬効発見）、オーファンドラッグ（希少疾患薬）の可能性も示唆しています。

解説メモ　アスピリンの功罪

アメリカでは心筋梗塞が主要死因です。その予防のためにアスピリンが日常的に服用されています。1900年代終わり頃から、当該集団をトレースして大腸がんが少ないという観察型疫学研究があった。2010年頃からBurn, J.ら、Chan, A.T.ら、Rothwell, P.M.ら、石川秀樹博士らのグループは、アスピリンを用いた大腸がん予防効果に関するRCTを行なった。アスピリンには散発性大腸腺腫・がんだけでなく、遺伝性大腸がん（FAP、リンチ症候群を含む）の予防効果も示唆されています。

　しかし、勘案すべきことがある。アスピリンには消化管出血の副反応があること、高齢者の進行がんでは逆に増殖作用があること、女性では予防効果の発現が弱いこと、リンチ症候群中の膵がん、子宮体がん、卵巣がんなどの予防効果は明確でないこと、喫煙が予防効果を阻害しうることです。

便秘か下痢か

これまで便秘が大腸がんの原因だとされてきました。なぜなら、便が大腸に長く滞留し、大腸粘膜が突然変異原物質・発がん物質に曝露されるからです。

　そのメカニズムが完全に否定されたわけではありませんが、今日、炎症性腸疾患（IBD）（典型的なものは、潰瘍性大腸炎、クローン病、過敏性腸症候群［IBS］、リーキーガット症候群［LGS］）、ストレス性炎症、アルコール性腸炎などを背景に、タバコなどの発がん物質へ曝露して大腸がんが発生すると考えられます。まず、下痢、下痢と便秘の繰り返しを念頭におくべきです。

解説メモ　脳腸相関

不安・緊張があり、ストレスが続くと下痢するか便秘になり、脳腸相関（脳⇄肝⇄腸）があることを知る。

　このネットワークは神経・免疫・内分泌システムなどの重層的・複合的構造になっています。内臓（肝・腸管を含む）は自律神経（交感神経・副交感神経［迷走神経］）と密接に連係し、最大の免疫臓器パイエル板（平板上リンパ組織）のもと重要な腸管免疫機能を果たし、内分泌（各種ホルモン）環境を整え、腸内細菌叢の量・バランスと多様性にも関与している。腸は脳腸相関ネットワークのガバナンスに参画しており、第2の脳と呼ばれます。

解説メモ　ω6系多価不飽和脂肪酸 vs ω3系多価不飽和脂肪酸

油脂中の多価不飽和脂肪酸には、n-6（ω6）シリーズおよびn-3（ω3）シリーズがあります。n-6系脂肪酸のリノール酸（その代謝物質であるアラキドン酸）、n-3系脂肪酸のα-リノレン酸（その代謝物質であるIPA［EPA］［イコサペンタエン酸］、DHA［ドコサヘキサエン酸］）は重要な脂肪酸です。

　n-6シリーズのリノール酸は炎症物質の代謝経路（シクロオキシゲナーゼ経路［COX1/COX2］・アラキドン酸カスケード）の上流にあり、アラキドン

酸、プロスタグランジンE2の原料です。炎症促進作用、免疫亢進作用があり、がんリスク要因とされる。一方、n-3シリーズのIPA、DHAなどには炎症抑制作用、免疫制御作用があり、がん予防要因とされる。n-6系多価不飽和脂肪酸摂取量、n-3系多価不飽和脂肪酸摂取量とそのバランスにより生体影響が異なります。

解説メモ　n-3系多価不飽和脂肪酸摂取よる大腸腫瘍の予防

横山善文博士、佐々木誠人博士、小川久美子博士、奥山治美博士、栗木清典博士らとの協働研究のもと、1996〜2005年に某大学医学部付属病院において、大腸腺腫・大腸がん1個以上の内視鏡的摘除を受けた75歳以下の方で同意の得られた205例を対象にして、実験群（104例）、対照群（101例）に分け、RCTを実施した（DIPP研究）。

　実験群にはしそ油、魚油カプセル、魚介類摂取を勧奨し、植物油がらみの食品（天ぷら、から揚げ、ドレッシングを含む）、マーガリンの摂取抑制をお願いし、n-6系脂肪酸摂取量 vs n-3系脂肪酸摂取量比2（現代日本人の同値はおおよそ4〜5です）を目標とした。対照群には通常の食生活を継続して貰った。

　実験群のコンプライアンスはn-3系脂肪酸摂取量、n-6系脂肪酸摂取量とその比、血中の当該脂肪酸の濃度、赤血球膜および大腸粘膜の脂肪酸の構成比で確認した。2年後の大腸腺腫発生状況をエンドポイントとした。

　参加者（特に、実験群）のコンプライアンスは十分に良好であった。性、年齢、喫煙、身体活動などを調整した実験群の大腸腺腫発生ハザード比は0.805であった。厳密に言えば、統計学的に有意ではなかったが、介入後の期間、推測モデルごとに観察しても一貫した傾向が認められた。

　以上の結果は、ω3系脂肪酸に大腸腺腫発生抑制効果があることを示唆しています。これは観察型疫学研究（木村安美博士ら、小嶋雅代博士ら、笹月静博士らの研究）の結果を裏打ちするものです。

4-6. 肝がんの1次予防と2次予防

肝臓は右上腹部、横隔膜の下にある。最大の臓器(800〜1,200g)です。

　肝臓の役割は多彩です。主なものは栄養物質の代謝、有害物質の解毒、胆汁の生成・分泌です。

　大人の肝がんは肝細胞がん、肝内胆管がんがメインです。ここでは肝細胞がんについて解説します。

　肝がんを生ずる肝炎ウイルス(HBV、HCV)は、下記のとおり、垂直感染、水平感染します。ウイルス性肝炎・肝疾患には家族集積性があるが、家族性(遺伝性)腫瘍症候群ではない。

　肝がんの確実なリスク要因は肝炎ウイルス感染に加え、タバコ、アルコール飲料、肥満、内臓脂肪・異所性脂肪蓄積、2型糖尿病、メタボリック症候群であり、ほぼ確実なリスク要因は男性ホルモンです。確実な予防要因はありません。ほぼ確実な予防要因はコーヒーです。

　肝がん原因割合は、今日、HBV感染15%、HCV感染75%、アルコール性肝疾患・非アルコール性肝疾患が10%です。HBV・HCV感染、アルコール性・非アルコール性肝炎があると細胞の破壊・線維化、再生・増殖を繰り返し、慢性肝炎、肝硬変を経て肝がんになります。

　HBV(DNAウイルス)の感染経路は母子感染(主に、産道感染[経頸管感染を含む]だが、胎内[経胎盤]感染、母乳感染もある)、父子感染、キス(唾液)、性行為感染(STIs)(精液、膣液など)(ハネムーン肝炎を含む)、医療行為感染(売血時代の輸血、HBV検査[1972年]・HCV検査[1989年]以前の輸血)、ワクチン・集団予防接種、使い回し注射針・注射器、鍼、腎透析など)、他(歯ブラシやカミソリの共用、ピアス、タトゥー[刺青]、ヒロポン注射を含む)です(溝上雅史

博士）。感染力はHCVの1万〜100万倍あるとされます。

　1985年以降、HBVキャリア母親から生まれた乳児に対し、生後直後にHBVワクチン＋ヒト免疫グロブリン、生後1ヶ月、生後6ヶ月にHBVワクチンが接種されています。

　なお、集団予防接種法（1948年）のもと、1988年（注射器の使い回しが禁止になった年）まで集団予防接種を受けた方（誕生年が1941〜1988年）でHBV感染が診断された場合、国家賠償責任訴訟をおこし、集団予防接種とHBV感染の関係が認定され、国との和解が整えば病態に応じて給付金を受け取れます。

　HBV感染治療には核酸アナログ製剤服用、インターフェロン注射がありますが、完治しない（ウイルスが排除されない）ことがあり、注意深い経過観察が必要です。

　HCV（RNAウイルス）感染経路はHBVと同様ですが、感染力はHBVより弱く、母子感染は5％ほどとされます。ワクチンはありません。しかし、2〜3ヶ月間の抗ウイルス剤服用、インターフェロン注射で完治します。

　非肝炎ウイルス性肝疾患（アルコール性肝疾患、非アルコール性肝疾患）の発症には、鉄過剰による2価鉄関連計画的細胞死（フェロトーシス）の関与が示唆されています（武藤義治博士、中山敬一博士ら、豊國伸哉博士ら）。非肝炎ウイルス性肝疾患に著効薬はない。したがって、禁煙、禁酒、食事の改善（たんぱく質、ビタミンなどの適正摂取）、肥満、内臓脂肪・異所性脂肪蓄積（脂肪肝を含む）の予防・改善、適度な身体活動など生活習慣変容を心がけるのがよい。

　職業性要因は業務上のHBV感染（針刺し事故［誤刺］）です。

　前がん・先行・併存病変には慢性肝炎、肝硬変、アルコール性脂肪性肝炎（ASH）、非アルコール性脂肪性肝炎（NASH）、非アルコール性脂肪性肝疾患（NAFLD）（もしくは、代謝関連脂肪性肝疾患

［MAFLD］）などがあります。

　対策型がん検診はありませんが、今日、全国ほとんどの自治体・保健所で肝炎ウイルス検査が実施されています。

　HBVとHCVキャリアはそれぞれ約100万人、約150万人、合計で約250万人います。

　肝炎ウイルスキャリアであっても症状がなく、気づかず医療機関

表4-6.肝がんの1次予防と2次予防[a]

1. 宿主要因		
家族性（遺伝性）腫瘍症候群　なし		

2. 1次予防（発生予防）		
1）生活習慣要因	リスク要因	予防要因
a. 確実な要因	肝炎ウイルス（HBV[b]、HCV[c]）感染	
	タバコ	
	アルコール飲料	
	肥満、内臓脂肪・異所性脂肪蓄積	
	2型糖尿病、メタボリック症候群	
b. ほぼ確実な要因	男性ホルモン	コーヒー
2）職業性要因	業務上のHBV感染（針刺し事故［誤刺］）	

3. 2次予防（早期発見・早期治療）	
1）前がん・先行・併存病変	慢性肝炎、肝硬変、アルコール性脂肪性肝炎（ASH）、非アルコール性脂肪性肝炎（NASH）、非アルコール性脂肪性肝疾患（NAFLD）（もしくは、代謝関連脂肪性肝疾患［MAFLD］）など
2）がん検診	全国ほとんどの自治体・保健所で、肝炎ウイルス（HBV、HCV）検査が実施されています

4. 他の特記事項
　1）化学物質への曝露（油症の原因、内分泌かく乱物質であるPCB、ベンゾフラン、ダイオキシンなど）も肝がんの原因と考えられる
　2）アフラトキシンB_1（カビ［真菌］毒）、ヒ素、トロトラストは肝がんをおこす確実な物質・要因である。アフラトキシンB_1は外国産のとうもろこし、ピーナツにみられる。類似のかび毒にはフモニシン（フザリウム属）があるが、いずれも食品衛生法によりモニタリング・規制されている

[a] WCRF/AICR報告書(2018)、ACS (2019)、IARCモノグラフ、大規模コホート研究（JACC Study）、多目的コホート研究（JPHC Study）などを参考にした

[b] B型肝炎ウイルス

[c] C型肝炎ウイルス

を受診しないことがある。HBV感染、HCV感染→慢性肝炎→肝硬変→肝がんへ進行する。このプロセス起始要因の有無を知るために、肝炎ウイルス検査が重要です。

2020年ノーベル生理学・医学賞は、HCVを発見した米英の3研究者に授与された。なお、日本人研究者の功績も大きかった。

何よりも感染の有無知るが肝
ウイルスの検査受けるは今でしょ　覚えぬ過去の感染チェック

解説メモ HBsAg陽性群（HBV慢性キャリア）のフォローアップ

1975～1978年に台湾において、Beasley, R.P.らは40～59歳男性公務員22,707名をリクルートして、HBV感染検査を行ない、HBsAg陽性群3,454名、陰性群19,253名を平均3.3年間にわたってフォローアップした。

HBsAg陽性群に40名、陰性群に1名の原発性肝がんが診断された。肝がん罹患率はHBsAg陽性群$1,158/10^5$、陰性群$5/10^5$であり、相対危険度は223と計算された。肝がん＋肝硬変による死亡割合は、HBsAg陽性群では105名中54.3%、陰性群202名中1.5%であった。

台湾の肝硬変、肝がんはHBV慢性感染が主要因であることを示すものです。

解説メモ HBVキャリアのフォローアップ

前田義章博士、松下喜八郎博士、池田正人博士らとの協働研究のもと、1977～1983年に某県赤十字血液センターおいて、HBsAg陽性男性2,595名を平均5.9年間フォローアップした。観察死亡数と期待死亡数（対象者人口に某県男性の原因別・年齢別死亡率をかけ合わせて求めた）を比較した。

肝がん観察死亡数（O）15人は期待死亡数（E）2.07人より多く、O/E比（相対危険度）は7.25であった。献血時GOT値≦40 IU/L群のO/E比は5.76であり、GOT値>40 IU/L群のO/E比は25.00であった。

同様の研究デザインのもと、1977〜1985年にHBsAg陽性女性3,769名を平均5.1年間フォローアップしたところ、肝がん観察死亡数（O）4人は期待死亡数（E）0.71人より多く、O/E比は5.63であった。

HBV感染は男女とも肝がんの重要な要因の1つであることが示唆された。一方、全死因、全がん死亡のO/E比は1より小さかった。健康献血集団バイアスがあること、観察期間が短いことによると考えられた。

解説メモ　肝がんの症例対照研究

1985〜1989年に肝がんの多い某県において、田中恵太郎博士、廣畑富雄博士らは肝細胞がん204例、対照群410例を対象にして症例対照研究を行ない、HBV感染、HCV感染、輸血歴、飲酒歴、喫煙歴との関連を調べた。

HBV感染ありvsなしのオッズ比（性、年齢、他の交絡要因をロジスティック回帰モデルで調整したもの）は14.6であった。HCV感染ありvs なし、輸血歴ありvsなし、多量飲酒 vs 非飲酒、現在喫煙vs非喫煙のオッズ比は、それぞれ52.3、3.0、1.8、1.5であった。

某県における肝がんのリスク要因はHBV感染に加え、HCV感染、輸血歴、多量飲酒歴、喫煙歴であり、ウイルス肝炎と肝がんとの関連性では、HCV感染のほうがHBV感染より強かった。

解説メモ　海門市における肝がんの症例対照研究

中国上海市北の海門市および周辺地域（啓東市を含む）は世界的な肝がん多発地区として知られる。Yu, S.Z.博士らをカウンターパートとして、上野芳夫博士、小田秀明博士、末岡榮三朗博士、原田健一博士、溝上雅史博士らとの協働研究のもと、当該地区における肝がんの宿主・環境要因に関する症例対照研究を実施した。

宿主要因（CYP2E1、アセトアルデヒド脱水素酵素2［ALDH2］遺伝子多型）、生活環境要因（HBV・HCV感染、AFB_1［アフラトキシンB_1］汚染食品摂取状況、長江流域クリーク・ため池水などの飲用、輸血歴、静注歴［静脈注射歴］、飲酒歴、喫煙歴を含む）を調べた。

症例群・対照群248ペアの解析では、症例群にHBV感染（13.9［多変量調整オッズ比］）、静注歴（2.72）が多かった。宿主要因（CYP2E1、ALDH2遺伝子多型）、生活要因（HCV感染、AFB₁汚染食品摂取、クリーク・ため池水飲用、輸血歴、飲酒歴、喫煙歴）は両群間に有意差はなかった。

　しかし、肝がんパラフィンブロック標本には、AFB₁特異的 *TP53*遺伝子変異が観察された。

　とうもろこし、ピーナツなどの食品にカビ毒AFB₁、他のマイコトキシン（フモニシンを含む）が見出された。また、クリーク・ため池水中に藻毒ミクロシスチンが検出され、肝がんプロモーション作用が認められた。

　当該地区の肝がんは主にHBV感染関連がんであり、静注歴に加え、マイコトキシン汚染食品摂取、ミクロシスチン摂取に関連したものであると考えられた。

4-7. 胆管がんの1次予防と2次予防

胆汁は肝細胞で生成され、肝内胆管、肝外胆管、胆のう（胆汁を一時貯蔵・濃縮）、総胆管を経て十二指腸へ注がれる。胆汁には胆汁酸、コレステロール、胆汁色素（ビリルビン）が含まれる。胆汁酸は界面活性作用で食物中の脂肪を乳化し、消化酵素リパーゼ（膵液に含まれる）の働きを助け、消化吸収をうながす。

　胆管がんは胆管上皮細胞が腫瘍化したものであり、肝内胆管がん、肝外胆管がん（胆のうがん、総胆管がんを含む）がある。

　家族性（遺伝性）腫瘍症候群には原発性胆汁性胆管炎（PBC）、胆管形成異常症、胆道上皮内腫瘍、リンチ症候群（遺伝性非ポリポーシス大腸がん［HNPCC］）などがある。

　胆管がんの確実なリスク要因は日本住血吸虫感染であり、ほぼ確実なリスク要因はタバコ、アルコール飲料、細菌感染（サルモネ

ラ菌［腸チフス菌など］、ヘリコバクター胆のう菌を含む）、肥満、内臓脂肪・異所性脂肪蓄積、2型糖尿病、メタボリック症候群です。確実・ほぼ確実な予防要因はありません。

　職業性要因は1,2-ジクロロメタン、1,2-ジクロロプロパン曝露者、ゴム・繊維業・印刷業などです。

表4-7. 胆管がんの1次予防と2次予防[a]

1. 宿主要因	
家族性（遺伝性）腫瘍症候群	原発性胆汁性胆管炎（PBC）[b]、胆管形成異常症、胆道上皮内腫瘍、リンチ症候群（遺伝性非ポリポーシス大腸がん[HNPCC]）[c]など

2. 1次予防（発生予防）		
1) 生活習慣要因	リスク要因	予防要因
a. 確実な要因	日本住血吸虫感染	
b. ほぼ確実な要因	タバコ	
	アルコール飲料	
	細菌感染（サルモネラ菌を含む）	
	肥満、内臓脂肪・異所性脂肪蓄積	
	2型糖尿病、メタボリック症候群	
2) 職業性要因	1,2-ジクロロメタン、1,2-ジクロロプロパン曝露者、ゴム・繊維業・印刷業など	

3. 2次予防（早期発見・早期治療）	
1) 前がん・先行・併存病変	胆のう炎、胆石（特に、陶器様胆のう）、胆のうポリープ、胆管内乳頭状腫瘍（IPNB）、粘液のう胞性腫瘍（MCN）、腸チフス菌感染など
2) がん検診	なし

4. 他の特記事項
1) タイのチェンマイ、コンケンなどでみられる胆管がんはタイ肝吸虫感染が原因である

[a] WCRF/AICR報告書（2018）、ACS（2019）、IARCモノグラフ、大規模コホート研究（JACC Study）、多目的コホート研究（JPHC Study）などを参考にした

[b] 原発性胆汁性胆管炎（PBC）＝中年以降の女性に発生する慢性進行性胆汁うっ滞性肝疾患である。肝硬変を経て肝内胆管がんを併発することがある。指定難病の1つである

[c] リンチ症候群（遺伝性非ポリポーシス大腸がん[HNPCC]）＝DNAミスマッチ修復機構が欠損した常染色体顕性遺伝性疾患である。大腸がんの生涯リスクが70～80%あり、散発性大腸がんより若年（40代半ば）で発生する。胃、小腸、肝臓、胆管、膵臓、ケラトアカントーマ（皮膚がんの一種）、子宮内膜、卵巣、泌尿器系臓器、脳などの腫瘍リスクも高い

前がん・先行・併存病変には胆のう炎、胆石（特に、陶器様胆のう）、胆のうポリープ、胆管内乳頭状腫瘍（IPNB）、粘液のう胞性腫瘍（MCN）、腸チフス菌感染などがあります。

　がん検診は実施されていません。

特定の職業曝露があるならば　定期検診フォローアップ

解説メモ　日本住血吸虫と肝硬変・肝内胆管がん

1975〜1985年（40〜50年前）頃まで、茨城県・千葉県利根川流域、千葉県小櫃川流域、山梨県甲府盆地底部地帯、静岡県富士川流域、広島県高屋川流域（片山地区）、福岡県・佐賀県筑後川下流流域などにおいて肝硬変、肝内胆管がんが流行し、地方病・風土病・奇病と呼ばれていた。

　1904年に岡山医学専門学校教授桂田富士郎博士は、甲府盆地のネコ体内に肝吸虫を発見し日本住血吸虫と命名した。1913年に九州帝国大学医学部衛生学教室教授宮入慶之助博士は、筑後川流域水田用水路に中間宿主巻貝（ミヤイリ貝と呼称）が生息していること、農作業などの際に有尾幼虫（セルカリア）に経皮感染することを報告した。治水工事・コンクリートによる護岸化などの環境改善（感染源対策、感染経路対策・コントロール）が行なわれ、2000年に筑後川流域における終息宣言が出された。久留米市宮ノ陣町新宝満川公園に、宮入貝供養碑（生息最終確認の地）が建てられています。

　今日、日本住血吸虫による胆管がんは少ない。淡水魚・淡水蟹には、他の寄生虫（横川吸虫、顎口虫、肺吸虫［宮崎肺吸虫を含む］など）もいるので、生食は避けたがよい。

　当該地区の高齢者にみられた肝疾患は、日本住血吸虫症そのものだけでなく、当該疾病に対する医療行為（輸血、使い回し注射・点滴キットを含む）で感染したHBV、HCVによるものも無視できない（稲葉裕博士、丸地信弘博士ら）。

タイのチェンマイ(旧都)やコンケン(イーサン[東北部]地方)などでは、タイ肝吸虫(肝ジストマ[OV])感染による肝内胆管がんが多い。

　三輪正直博士、本庄哲博士らは現地研究者との協働研究を踏まえ、肝内胆管がんの宿主要因、環境要因をレビューしている。コイ科川魚を中間宿主とするタイ肝吸虫(肝ジストマ)関連がんであり、喫煙、飲酒の関与があること、また、遺伝子多型(薬物代謝酵素[GSTM1、MTHFRを含む]、DNA修復遺伝子[hOGG1など])の影響を示唆し、高感度・特異度の非侵襲的早期発見法も提案している。

　当該地区ではソウルフード生魚料理コイプラ(コイ科小魚をすりつぶし、チリやライムをかけた料理)を食べ、ソムタム(パパイヤサラダ)(野菜と青パパイヤ[もしくは、青マンゴー]をプラーラ[小魚を塩・米ぬかに漬けた醗酵調味料]やナンプラー[プラーラの上澄み液・魚醤]で和えたもの)も卓上にのぼる。

　今日、特効薬プラジカンテル(または、アルベンダゾール)で治癒するとはいえ、コイプラ、ソムタムが美味しいためか、治療後に再び食べ(感染源回避、感染経路遮断などを怠り)、振り出しに逆戻りする。幼い頃の食物、おふくろの味は忘れがたく、摂食行動の変容は難しい。

解説メモ 印刷工場従業者に発生した職業性胆管がん

熊谷信二博士、車谷典男博士らは、1991～2006年の間に大阪市某印刷会社においてオフセット校正作業に1年以上働いた従業員51名、前処理室従事者11名を1991～2001年までフォローアップした(2013年)。

　1985～1997・1998年の間、従業員すべてが有機塩素系洗浄剤1,2-ジクロロプロパン(100～670ppm)に7～17年間曝露し、10名の従業員は1,2-ジクロロメタン(80～540ppm)に1～13年間曝露した。7～20年後に胆管がん11名(肝内胆管がん5名、肝外胆管がん6名)が観察された。全例病理学的に診断され、診断時年齢が25～45歳と若く、死亡時年齢(6名)は27～

46歳であった。対象者の人年に全国男性年齢階級別胆管がん死亡率をかけ合わせて期待死亡数(0.204)を求め、観察死亡数vs期待死亡数の比(相対危険度)を計算すると29.0であった。

　当該工場では元労働者を含めると12名、全国では30名を超える職業性胆管がんのケースが報告され、患者・遺族に対して労災(業務上疾病)認定がなされている。

4-8. 膵がんの1次予防と2次予防

膵臓は胃の下後方、へその上付近にあります。右端の膵頭部は十二指腸に囲まれ、真ん中に体部があり、左端の膵尾部は脾臓に接している。左右に20cm、上下3cmほど(歯磨きチューブ大)の細長い臓器です。膵液を導く細い膵管が網の目状に走っています。

　消化酵素である膵液(たんぱく質消化酵素[トリプシン]、脂肪消化酵素[リパーゼ]、炭水化物消化酵素[アミラーゼ])を作る外分泌腺であり、血糖値の調節ホルモン(インスリン、グルカゴンを含む)を産生する内分泌腺という2つの役割があります。

　家族性(遺伝性)腫瘍症候群には家族性膵炎、遺伝性膵がん(家族に50歳未満の膵がん患者がいる場合)、遺伝性乳がん・卵巣がん症候群(HBOC)、家族性異型母斑黒色腫症候群(FAMMM)、リンチ症候群(遺伝性非ポリポーシス大腸がん[HNPCC])、ポイツ・ジェガース症候群、フォンヒッペル・リンドウ病、神経線維腫症1型(NF1)(フォンレックリングハウゼン病)、多発性内分泌腫瘍1型(MEN1)などがあります。

　林櫻松博士、松尾恵太郎博士らは、大規模国際研究のもとゲノムワイド関連解析(GWAS)のメタ分析を行ない、アジア人の膵がん特

表4-8. 膵がんの1次予防と2次予防[a)]

1. 宿主要因

| 家族性(遺伝性)腫瘍症候群 | 家族性膵炎、遺伝性膵がん(家族に50歳未満の膵がん患者がいる場合)、遺伝性乳がん・卵巣がん症候群(HBOC)[b)]、家族性異型母斑黒色腫症候群(FAMMM)[c)]、リンチ症候群(遺伝性非ポリポーシス大腸がん[HNPCC])[d)]、ポイツ・ジェガース症候群[e)]、フォンヒッペル・リンドウ病[f)]、神経線維腫症1型(NF1)(フォンレックリングハウゼン病)[g)]、多発性内分泌腫瘍1型(MEN1)[h)]など |

2. 1次予防(発生予防)

1)生活習慣要因	リスク要因	予防要因
a. 確実な要因	タバコ	
	肥満、内臓脂肪・異所性脂肪蓄積	
	2型糖尿病、メタボリック症候群	
b. ほぼ確実な要因	アルコール飲料	
	高身長	
2)職業性要因	ドライクリーニング業者、金属工業従事者	

3. 2次予防(早期発見・早期治療)

| 1)前がん・先行・併存病変 | 慢性膵炎、主膵管拡張、膵線維化、膵石、膵仮性のう胞、自己免疫性膵炎(AIP)、膵管内乳頭状粘液産生腫瘍(IPMN)[i)]、高輝度膵(脂肪膵)、2型糖尿病の増悪・進展、胆石、肝硬変など |
| 2)がん検診 | なし |

[a)] WCRF/AICR報告書(2018)、ACS(2019)、IARCモノグラフ、大規模コホート研究(JACC Study)、多目的コホート研究(JPHC Study)などを参考にした

[b)] 遺伝性乳がん・卵巣がん症候群(HBOC)=DNA修復遺伝子BRCA1・BRCA2が関連する常染色体顕性遺伝性疾患である。乳がん、卵巣がんだけでなく、膵がん、メラノーマ、前立腺がんも生ずる。乳がんの5～10%を占める

[c)] 家族性異型母斑黒色腫症候群(FAMMM)=第1度近親者に2名以上に多発性の異型母斑および黒色腫が認められる。常染色体顕性遺伝性疾患であり、膵がんリスクも上昇する

[d)] リンチ症候群(遺伝性非ポリポーシス大腸がん[HNPCC])=DNAミスマッチ修復機構が欠損した常染色体顕性遺伝性疾患である。大腸がんの生涯リスクが70～80%あり、散発性大腸がんより若年(40代半ば)で発生する。胃、小腸、肝臓、胆管、膵臓、ケラトアカントーマ(皮膚がんの一種)、子宮内膜、卵巣、泌尿器系臓器、脳などの腫瘍リスクも高い

[e)] ポイツ・ジェガース症候群=胃、小腸、結腸などに過誤腫性ポリープをともなう常染色体顕性遺伝性疾患である。消化管がんだけでなく、膵がん、乳がん、卵巣がんなどのリスクも高い

[f)] フォンヒッペル・リンドウ病=眼・小脳・脊髄の血管腫を特徴とする常染色体顕性遺伝性疾患である。中枢神経や網膜の血管芽腫、腎臓での明細胞がん、褐色細胞腫などの腫瘍が多発する。膵がんリスクも上昇する

[g)] 神経線維腫症1型(NF1)(フォンレックリングハウゼン病)=多発性カフェ・オ・レ斑、腋窩・そけい部の雀卵斑様色素斑、多発性・散在性皮膚神経線維腫を特徴とする常染色体顕性遺伝性疾患である。膵がんリスクも上昇する

[h)] 多発性内分泌腺腫症1型(MEN1)=メニン遺伝子変異をともなう常染色体顕性遺伝性疾である。内分泌腺に腺腫様過形成があり、副甲状腺機能亢進症、膵腸腫瘍、下垂体腺腫を生ずる

[i)] 膵管内乳頭状粘液産生腫瘍(IPMN)=嚢胞性膵腫瘍のなかでもっとも多い。主膵管内側腫瘍性細胞が産生する粘液により膵液の流れが停滞し、主膵管が全長にわたって直径1cmほど太くなり、直径3cm以上の隆起性のう胞はがん化することがある

異的*GP2*遺伝子多型を見出し、発がん機序への関与が*Kras*遺伝子の変異発現形式と類似していると報告した。膵がんの予防、診断、治療への展開が期待されます。

　膵がんの確実なリスク要因はタバコ、肥満、内臓脂肪・異所性脂肪蓄積、2型糖尿病、メタボリック症候群であり、ほぼ確実なリスク要因はアルコール飲料、高身長です。ウイルス、細菌、真菌感染の関わりも否定できません。確実・ほぼ確実な予防要因はありません。

　職業性要因はドライクリーニング業者、金属工業従事者です。

　前がん・先行・併存病変には慢性膵炎、主膵管拡張、膵線維化、膵石、膵仮性のう胞、自己免疫性膵炎（AIP）、膵管内乳頭状粘液産生腫瘍（IPMN）、高輝度膵（脂肪膵）、2型糖尿病の増悪・進展、胆石、肝硬変などがあります。

　がん検診は実施されていません。腫瘍マーカーCEA、CA19-9、SPan-1、DUPAN-2などが利用されています。しかし、正確度（感度、特異度）が高くない。血中膵酵素（アミラーゼ、エラスターゼ1を含む）が異常値を示すことがあります。

膵がんは単一でなく多彩・多様ながんです

疾病自然史が不詳です。さまざまな家族性（遺伝性）腫瘍症候群がある。特異的リスク要因・予防要因が少ない。典型的初期症状が知られず、的確なスクリーニング方法がなく、早期発見・早期治療が課題です。胃の背後にあり確定診断が困難である。病状の進展が速く、肝臓、胆管（胆のうを含む）、十二指腸、門脈など周辺臓器への浸潤・遠隔転移を生じやすく、著効する化学療法、免疫療法、放射線療法がなく、根治手術が難しい。最後の難治性がんとされる。

　最近、各種画像診断の精度向上、超音波内視鏡下穿刺吸引法（EUS-FNA）による病理診断、術前・術後補助化学療法などの改善

があり、生命予後が向上しています。

　早期発見・早期診断（エクソソームを用いたがんスクリーニング、腫瘍マーカーを含む）の進展が期待されます。

膵がんの早期発見に期待大　マイクロRNA用いた検診

余聞余話　スティーブ・ジョブズの死

2011年秋、世界は驚き、悲しんだ。アップル創業者・天才スティーブ・ジョブズが若くして膵がんで亡くなったのです（享年56歳）。「サルでも使える」というキャッチコピーのもと、ユニークなマックPCを世界に広めました。その後、iPodでイヤホン音楽を流行らせ、iPhoneで新型スマホモデルを示し、iPadでポストPCの道を開きました。世界のIT業界をリードするGAFAMの1つです。

　彼はヒッピーであり、ヨガを実践し、禅者でした。曰く、「ハングリーであれ、愚か者であれ」「人は生まれ、ほんの一瞬生き、そして死ぬんだ。ずっとそうだ」「自分もいつかは死ぬ。それを思い出すことは、失うものなど何もないということを気づかせてくれる最善の方法だ」。

4-9. 肺がんの1次予防と2次予防

右肺は3つ、左肺2つの肺葉に分かれています。空気は鼻（上）咽頭→中咽頭→声帯・喉頭→気管→左右の主気管支→細気管支→肺胞へ流れる。肺胞でガス交換（酸素の摂取、炭酸ガスの放出）が行なわれる。左右の肺の間に縦隔があり、気管、食道、心臓などがあります。

　肺は胸腔（胸壁で囲まれた領域）にあり、二重の胸膜で包まれ、内側の胸膜は肺を包み、外側の胸膜は胸壁と接しています。

家族性(遺伝性)腫瘍症候群はありません。

肺がんの確実なリスク要因はタバコ、化学物質曝露(アスベストなど)、飲料水中のヒ素、*β*-カロテンのサプリメント、放射線曝露(診断、治療照射を含む)、肺結核の既往などです。ほぼ確実なリスク要因は大気汚染(PM2.5粉塵を含む)、女性ホルモン(腺がん)です。確実な予防要因はありません。ほぼ確実な予防要因はカロテンを含む食品です。

職業性要因には化学物質曝露(ケイ素、ヒ素、ベリリウム、カドミウ

表4-9. 肺がんの1次予防と2次予防[a]

1. 宿主要因		
家族性(遺伝性)腫瘍症候群　なし		

2. 1次予防(発生予防)		
1) 生活習慣要因	リスク要因	予防要因
a. 確実な要因	タバコ	
	化学物質曝露(アスベストなど)	
	飲料水中のヒ素	
	β-カロテンのサプリメント	
	放射線曝露(診断、治療照射を含む)	
	肺結核の既往	
b. ほぼ確実な要因	大気汚染(PM2.5粉塵を含む)	カロテンを含む食品
	女性ホルモン(腺がん)	
2) 職業性要因	化学物質曝露(ケイ素、ヒ素、ベリリウム、カドミウム、ニッケル、クロム酸塩、アスベスト、マスタードガス、コークス[発生炉ガス]、コールタール、ディーゼル、ビスクロロメチルエーテル、塩化ビニルモノマーなど)、放射線曝露(放射性物質[ウラン、ラドンを含む])など	

3. 2次予防(早期発見・早期治療)	
1) 前がん・先行・併存病変	異型腺腫様過形成、扁平上皮異形成、びまん性特発性肺神経内分泌細胞過形成、慢性閉塞性肺疾患(COPD)など
2) がん検診	対策型がん検診(胸部X線検査、喀痰細胞診)(1回/年)が実施されている

[a] WCRF/AICR報告書(2018)、ACS (2019)、IARCモノグラフ、大規模コホート研究(JACC Study)、多目的コホート研究(JPHC Study)などを参考にした

ム、ニッケル、クロム酸塩、アスベスト、マスタードガス、コークス［発生炉ガス］、コールタール、ディーゼル、ビスクロロメチルエーテル、塩化ビニルモノマーなど）、放射線曝露（放射性物質［ウラン、ラドンを含む］）などがあります。

　前がん・先行・併存病変には異型腺腫様過形成、扁平上皮異形成、びまん性特発性肺神経内分泌細胞過形成、慢性閉塞性肺疾患（COPD）などがあります。

　がん検診として、対策型がん検診（胸部Ｘ線検査、喀痰細胞診）（1回／年）が実施されています。

タバコと肺がん

今日でも「タバコは肺がんの原因でない」とする異見がある。タバコを喫っても肺がんにならない方がいること、つまり、命題「喫煙者であれば、肺がんにかかる」が成立しないことがある。百歩譲って命題に誤りがないとしても、論理学で正しいとされる対偶「肺がんにかからなければ、喫煙者ではない」が成立しないことを根拠にされます。

　タバコと肺がんリスクとは1対1でなく確率的な関係です。喫煙したから100％肺がんになるわけでなく、非喫煙者でも少なからず肺がんにかかる。タバコ以外の環境要因があり、宿主要因（性、加齢、遺伝要因［染色体異常、がん遺伝子・がん抑制遺伝子変異、エピジェネティクスなど］）もあります。しかしながら、単一・最大の肺がん環境・生活要因はタバコです。

　前述のように、タバコ煙中には多くの発がん物質（ベンゾ［a］ピレン、アントラセン、ニトロソアミンなど）が含まれ、喫煙者をフォローすると、非喫煙者より肺がん発生率が高い。また、禁煙すれば、一定期間後に確実にリスクは下がります。タバコと肺がんリスクの間

には確かな因果関係があります。

　タバコがんおよび職業性肺がんには扁平上皮がん、小細胞がんが多い。タバコと腺がん、大細胞がんとの関連性は比較的弱い。

禁煙が最大無比のがん予防
俺だけはがんにならぬと猛者ぶるが　必ず当たるロシアンルーレット

アスベスト（石綿［せきめん、いしわた］）と中皮腫、肺がん

石綿は構成鉱物により蛇紋石族の白石綿（クリソタイル［ケイ酸とマグネシウムの鉱物］）、角閃石族の茶石綿（アモサイト［ケイ酸と鉄もしくはマグネシウムの鉱物］）、青石綿（クロシドライト［ケイ酸と鉄、ナトリウムの鉱物］）、アンソフィライトに分けられます。白石綿が多く9割以上を占める。

　細い繊維ながら熱、摩擦、酸やアルカリに強く、丈夫で変化しにくい特性を有しています。建材（吹き付け材、保温・断熱材、スレート材・屋根材を含む）、摩擦材（自動車のブレーキライニング・パッドなど）、シール断熱材（石綿紡織品、ガスケット［パッキン］を含む）に使われていました。特に、建材作業者（体育館などの屋根の解体、はつり作業者）、造船従事者、重機メーカー作業者、ブレーキライニングからの曝露、重機製造会社の周辺住民、消防士など、過去に職業上・非作業上石綿曝露を受けた方に中皮腫、肺がんなどが発生しています。静かなる時限爆弾と言われる。今日、石綿使用、石綿製品製造は禁止されています。

アスベストの発がん性

60〜70年代安保闘争・大学紛争、青医連運動があり、インターン制度反対、大学院ボイコットなどがあったため、卒後しばらくは公衆衛

生学教室研究員（無給）でした。時折、同じフロアの衛生学教室にも出入りし、石西伸教授、児玉泰博士らの指導を受け、アスベスト懸濁水のマウス気管内注入などを行なった。クリソタイルより鉄分含有量が多いクロシドライトの発がん性が高いことを学びました。

　伊藤文哉博士、豊國伸哉博士らの報告によれば、アスベストを貪食したマクロファージが死滅すると鉄過剰状態となる。フェントン反応で活性酸素種が発生し、慢性炎症、細胞再生・増殖がみられ、2価鉄関連計画的細胞死（フェロトーシス）がおこる。がん遺伝子の活性化、がん抑制遺伝子の不活化が生じ、接着因子β-カテニンの異常亢進があり中皮腫、肺がんが発生する。

解説メモ　職業性肺がんの例

①コークス炉作業者の肺がん

黒田静博士と川端是辰博士はY製鉄所ガス発生炉（現在のコークス炉）作業者をフォローし、肺がん12例（全例、扁平上皮がんであり、若齢発症［平均42.5歳］）を観察した（1936年）。多環芳香族炭化水素（ベンゾ[a]ピレン、アントラセンなど）を含むガス曝露による職業性肺がん世界初の報告であった。

　河合正武博士は同作業従事者504人を1953〜1965年まで12年間フォローし、肺がん6例を観察し、期待値0.135に比べ高いこと（相対危険度＝44.4）を明らかにした。当該製鉄所の職業性肺がんは1933〜1964年間に合計21例観察されている。

②銅製錬作業従事者の肺がん

O保健所長徳光行弘博士は、管内S町男性に肺がん死亡が多いことに気づいた。1970年6月倉恒匡徳教授を訪れ、その原因究明に関する相談をされた。

　当該保健所管内において、1967〜1969年の肺がん死亡91名（S町男性19名、女性3名を含む）、性・年齢・住所をマッチさせた他死因死亡91名に対

し症例対照研究を実施した。保健師が遺族に生前の生活習慣（喫煙歴、肺疾患既往歴、大気汚染地区居住歴を含む）、職業歴などを質問した。

　S町男性症例群に某製錬所銅製錬作業（溶鉱炉、焼結、団鉱、製錬を含む）従事歴が多く、オッズ比は9.0と計算された。他要因には差がなかった。O保健所長は、以上の調査結果を管轄労働基準局、当該銅製錬所に報告した。

　労働省がセットした当該製錬所労働衛生調査団は症例対照研究の評価を踏まえ、過去の溶鉱炉・製錬作業環境の検証、退職者の死因調査、現従業員・退職者の健康調査を勧告した。

　退職者の死因調査に関しては、当該企業から全退職者4,797名の生年月日、現住所、本籍地、職業・作業歴を含む名簿が提出された。某県に本籍地を有する男性2,675名を研究対象とし、戸籍照会のうえ生死を確認した。死亡診断書保存期間（27ヶ年）の関係上、1949〜1971年の死亡者の死亡診断書を入手し解析した。対象者の人年に日本男性年齢階級別原因別死亡率をかけ合わせて期待死亡数を計算し、標準化死亡比（観察死亡数vs期待死亡数）（相対危険度）を求めた。

　全死亡者329名が観察された。かつて溶鉱炉・製錬作業に従事した退職者に肺がん死亡者29名を認め、期待死亡数は2.44と計算され、標準化死亡比11.9は有意に高かった。高曝露作業（焼結、団鉱、溶鉱炉作業）に従事した場合、標準化死亡比は14.9、20年以上高曝露作業に従事した場合19.1、戦前の劣悪な作業環境下15年以上高曝露作業に従事した場合25.0となった。肺がん死亡と曝露レベルおよび従事期間との間に量反応関係があり、従事時期も重要な要因であることが示唆された。作業開始から死亡までの潜伏期は37.9（10〜50）（平均［最短〜最長］）年であった。29名中26名は退職後発症しており、退職後も労働者の健康管理が不可欠であることを示している。なお、28例病理学的診断がされていたが、クレイバーグI型に分類される扁平上皮がん21例（75.0%）、小細胞がん3例（10.7%）が多かった。

　当該銅製錬所ではヒ素の多い金瓜石が製錬されていたことから、ヒ素へ

の曝露が原因ではないかと考えられた。もちろん、溶鉱炉・製錬プロセスで生じた有害ガス（多環芳香族炭化水素、亜硫酸ガスを含む）への曝露の影響も否定できない。

　以上の結果報告を受け、同労働衛生調査団は当該企業溶鉱炉・製錬作業従事者に発生した肺がん（29名を含む）を職業がん（業務上疾病）として認定した。

③他
わが国における他の職業性肺がんにはクロム酸塩曝露によるもの（渡部真也博士ら）、毒ガス（イペリットガス［マスタードガス］工場）曝露によるもの（和田直博士、西本幸男博士ら）などが知られている。

　以上の職業性肺がんなどの事例については、倉恒匡徳編集「職業がん―疫学的アプローチ」、岸玲子監修「職業・環境がんの疫学―低レベル曝露でのリスク評価」、小池慎也著「健康診断関係年表」に詳しい。

4-10-1. 皮膚がん（メラノーマ［黒色腫］）の1次予防と2次予防

皮膚は表皮、真皮、皮下組織の3層から構成されています。

　表皮は皮膚の表面であり、角質層、顆粒層、有棘層、基底層に分かれる。基底層で日々新しい細胞が作られ、分化を繰り返し表面の角質層へ押し上げられ、最後は垢となって剥離・脱落するターンオーバーを繰り返す。表皮には免疫に関わる樹状細胞（ランゲルハンス細胞）、メラニンを合成するメラノサイトがある。メラノサイトが腫瘍化したのが黒色腫（メラノーマ）です。リンパ行性・血行性に肺、肝、脳、骨などに転移します。

　真皮は表皮の数倍～数10倍の厚さ・弾力性があり、血管・リンパ

管・神経が通り、炎症に関与するマスト細胞（肥満細胞）、免疫に関わるマクロファージ、好中球、リンパ球、形質細胞などがある。

　皮下組織が表皮と真皮を支えています。

　家族性（遺伝性）腫瘍症候群には母斑（ほくろ・あざ）、家族性異型母斑黒色腫症候群（FAMMM）、非定型母斑症候群（異常なほく

表4-10-1. 皮膚がん（メラノーマ［黒色腫］）の1次予防と2次予防[a]

1. 宿主要因

家族性（遺伝性）腫瘍症候群	母斑(ほくろ・あざ)[b]、家族性異型母斑黒色腫症候群(FAMMM)[c]、非定型母斑症候群(異常なほくろ)[d]、先天性色素細胞性母斑(CMN)[e]、色素性乾皮症(XP)[f]、遺伝性乳がん・卵巣がん症候群(HBOC)[g]など

2. 1次予防（発生予防）

1）生活習慣要因	リスク要因	予防要因
a. 確実な要因	紫外線曝露	
b. ほぼ確実な要因	高身長	
2）職業性要因	なし	

3. 2次予防（早期発見・早期治療）

1）前がん・先行・併存病変	メラノーマの既往
2）がん検診	なし

4. 他の特記事項

1）ライトカラー、そばかす、ブロンド髪を持つホワイトに多く、アジア人、ブラックピープルには少ない

[a] WCRF/AICR報告書(2018)、ACS (2019)、IARCモノグラフ、大規模コホート研究（JACC Study）、多目的コホート研究（JPHC Study）などを参考にした

[b] ほくろ、あざの一部が悪性化する

[c] 家族性異型母斑黒色腫症候群(FAMMM)＝第1度近親者に2名以上に多発性の異型母斑および黒色腫が認められる。常染色体顕性遺伝性疾患であり、膵がんリスクも上昇する

[d] 非定型母斑症候群＝形成異常性母斑症候群とも呼ばれ、先天的に異常なほくろが生ずる

[e] 先天性色素細胞性母斑(CMN)＝先天性メラノーマ母斑とも呼ばれる

[f] 色素性乾皮症(XP)＝日光過敏症状があり、露出部皮膚の乾燥、色素沈着を呈し、皮膚がん（メラノーマを含む）が高率に発生する。常染色体潜性遺伝性疾患であり、指定難病の1つです

[g] 遺伝性乳がん・卵巣がん症候群(HBOC)＝DNA修復遺伝子BRCA1・BRCA2が関連する常染色体顕性遺伝性疾患である。乳がん、卵巣がんだけでなく、膵がん、メラノーマ、前立腺がんも生ずる。乳がんの5〜10％を占める

ろ）、先天性色素細胞性母斑（CMN）、色素性乾皮症（XP）、遺伝性乳がん・卵巣がん症候群（HBOC）などがあります。白人には紫外線を防ぐメラニンが少なく、メラノーマが多い。有棘細胞がん（SCC）、基底細胞がん（BCC）のリスクも高い。

メラノーマの確実なリスク要因は紫外線曝露であり、ほぼ確実なリスク要因は高身長です。確実・ほぼ確実な予防要因はありません。

職業性要因もありません。

前がん・先行・併存病変にはメラノーマの既往があります。

がん検診は実施されていません。

メラノーマの予後は不良です。ほくろ・あざなどがあり、気になる方は、専門医を受診しダーモスコピーによる精査を受けてください。

ほくろアザ色大きさをチェックして　変化があれば皮膚科を受診

4-10-2. 皮膚がん（有棘細胞がん［SCC］、基底細胞がん［BCC］）の1次予防と2次予防

家族性（遺伝性）腫瘍症候群には乾癬、色素性乾皮症（XP）、基底細胞母斑症候群（基底細胞神経症候群、ゴーリン症候群）などがあります。

SCC、BCCの確実なリスク要因はヒ素への曝露（飲料水中を含む）、HPV感染、紫外線曝露、放射線・X線曝露であり、ほぼ確実なリスク要因はタバコです。確実・ほぼ確実な予防要因はありません。

職業性要因は火傷（業務上）、ヒ素、パラフィン、プラスチック製造、PCB、鉱物油、コールタール、ピッチ、アスファルト、すすへの曝露、放射線曝露などです。

前がん・先行・併存病変には皮膚がんの既往、ボーエン病、乾癬

表4-10-2. 皮膚がん（有棘細胞がん［SCC］、基底細胞がん［BCC］）の
1次予防と2次予防[a]

---

1. 宿主要因

家族性（遺伝性）腫瘍症候群	乾癬、色素性乾皮症（XP）[b]、基底細胞母斑症候群（基底細胞神経症候群、ゴーリン症候群）[c]など

---

2. 1次予防（発生予防）

1）生活習慣要因	リスク要因	予防要因
a. 確実な要因	ヒ素への曝露（飲料水中を含む）	
	HPV[d]感染	
	紫外線曝露	
	放射線・X線曝露	
b. ほぼ確実な要因	タバコ	
2）職業性要因	火傷（業務上）、ヒ素、パラフィン、プラスチック製造、PCB、鉱物油、コールタール、ピッチ、アスファルト、すすへの曝露、放射線曝露など	

---

3. 2次予防（早期発見・早期治療）

1）前がん・先行・併存病変	皮膚がんの既往、ボーエン病[e]、乾癬の治療（ソラーレン、紫外線照射）[f]、乳房外パジェット病[g]など
2）がん検診	なし

---

4. 他の特記事項

　1）ライトカラー、そばかす、ブロンド髪を持つホワイトに多く、アジア人、ブラックピープルには少ない

[a] WCRF/AICR報告書（2018）、ACS（2019）、IARCモノグラフ、大規模コホート研究（JACC Study）、多目的コホート研究（JPHC Study）などを参考にした

[b] 色素性乾皮症（XP）＝日光過敏症状があり、露出部皮膚の乾燥、色素沈着を呈し、皮膚がん（メラノーマを含む）が高率に発生する。常染色体潜性遺伝性疾患であり、指定難病の1つです

[c] 基底細胞母斑症候群（基底細胞神経症候群、ゴーリン症候群）＝発達上の奇形と遺伝性高発がん性を有する神経皮膚症候群である

[d] ヒトパピローマウイルス。なお、HPV-8型はカポジ肉腫と関連がある

[e] 表皮有棘細胞ががん化し、その増殖が表皮にとどまっている表皮内がんのことです

[f] 乾癬の治療（ソラーレン、紫外線照射）＝乾癬、乾癬に対するソラーレン、紫外線照射も発がんを高める。なお、近紫外線殺菌ランプ（222 nmの紫外線）には殺菌効果があり、安全性が確かめられている

[g] 乳房外パジェット病＝アポクリン汗腺細胞ががん化して表皮内がんができるが、それが真皮まで増殖・浸潤したのがパジェット病です。乳頭や乳輪に生ずる乳房パジェット病、陰部や腋などに生ずる乳房外パジェット病に分けられる

の治療（ソラーレン、紫外線照射）、乳房外パジェット病などがあります。

　がん検診は実施されていません。

皮膚のがん過度の日焼けは控えよう

4-11-1. 閉経前乳がんの1次予防と2次予防

乳房は乳頭、乳輪、15〜20個の乳腺組織（腺葉［小葉（腺房の集まり）の集合］＋乳管）、脂肪組織などからなり、大胸筋、靭帯、肋骨で支えられています。乳汁（母乳）は腺房で作られ、細い乳管→小乳管→大きい乳管を通り→乳管洞に溜められ、乳頭から分泌される。

　乳がんは小葉あるいは乳管細胞に発生する悪性腫瘍です。小葉細胞由来が約5%、乳管細胞由来が95%です。

　家族性（遺伝性）腫瘍症候群には家族性乳がん、遺伝性乳がん・卵巣がん症候群（HBOC）、リ・フラウメニ症候群、カウデン症候群などがあります。

　閉経前乳がんの確実なリスク要因は高身長であり、ほぼ確実なリスク要因はアルコール飲料、生下時体重です。確実な予防要因はありません。ほぼ確実な予防要因は授乳です。

　職業性要因はありません。

　前がん・先行・併存病変には高濃度乳房（デンスブレスト）、良性乳房疾患（線維症を含む）、乳がん既往（予防的乳房切除術後を含む）などがあります。

　がん検診には対策型検診（マンモグラフィ）（1回/2年）が実施されています。アナログからデジタル化が進み、グレード1〜5度に分

けられています。わが国に多いデンスブレストに対しては注意深いフォローアップが必要である。なぜなら、偽陰性（診逃し）があるからです。精密検査には乳房超音波検査、乳房トモシンセシス（3Dマンモグラフィ）、乳房MRIなどがある。最近、早期乳がん（非浸潤性乳管がん）の診断を可能にするレーザーイメージングに進歩がみられています。

表4-11-1. 閉経前乳がんの1次予防と2次予防[a]

1. 宿主要因		
家族性(遺伝性)腫瘍症候群	家族性乳がん[b]、遺伝性乳がん・卵巣がん症候群（HBOC）[c]、リ・フラウメニ症候群[d]、カウデン症候群[e]など	

2. 1次予防（発生予防）		
1）生活習慣要因	リスク要因	予防要因
a. 確実な要因	高身長	
b. ほぼ確実な要因	アルコール飲料	授乳
	生下時体重	
2）職業性要因	なし	

3. 2次予防（早期発見・早期治療）	
1）前がん・先行・併存病変	高濃度乳房（デンスブレスト）、良性乳房疾患（線維症を含む）、乳がん既往（予防的乳房切除術後を含む）など
2）がん検診	対策型がん検診（マンモグラフィ［アナログ→デジタル化］）（1回/2年）が実施されている

[a] WCRF/AICR報告書(2018)、ACS (2019)、IARCモノグラフ、大規模コホート研究（JACC Study）、多目的コホート研究（JPHC Study）などを参考にした

[b] 家族性乳がん＝特に、家族・近親者内に2人以上、45歳以下発症、1人に腫瘍が2個以上、男性乳がんなどの特徴を有する。原因遺伝子は不詳です。乳がんの15～20%を占める

[c] 遺伝性乳がん・卵巣がん症候群（HBOC）＝DNA修復遺伝子BRCA1・BRCA2が関連する常染色体顕性遺伝性疾患である。乳がん、卵巣がんだけでなく、膵がん、メラノーマ、前立腺がんも生ずる。乳がんの5～10%を占める

[d] リ・フラウメニ症候群＝TP53がん抑制遺伝子が関連する常染色体顕性遺伝性疾患である。食道がん、胃がん、大腸がん、膵がん、肺がん、乳がん、精巣がん、腎がん、メラノーマ、神経系がん、内分泌がん、結合組織腫瘍、白血病など多彩な腫瘍を併発する

[e] カウデン症候群＝多発性過誤腫症候群＝PTENがん抑制遺伝子が関連した常染色体顕性遺伝性疾患である。消化管に過誤腫性ポリポーシスが主病変であるが、顔面や四肢に丘疹、口腔粘膜に乳頭腫を生ずる。乳腺、卵巣、泌尿器系臓器、甲状腺などのがん合併率が高い。小児慢性特定疾患の1つである

4-11-2. 閉経後乳がんの1次予防と2次予防

家族性（遺伝性）腫瘍症候群には、閉経前乳がんと同様に、家族性乳がん、遺伝性乳がん・卵巣がん症候群（HBOC）、リ・フラウメニ症候群、カウデン症候群などがあります。

　閉経後乳がんの確実なリスク要因はエストロゲン曝露（治療を含む）、メンス（月経、生理）の回数、アルコール飲料、肥満、内臓脂肪・異所性脂肪蓄積、2型糖尿病、メタボリック症候群、高身長です。ほぼ確実なリスク要因はありません。確実な予防要因もありません。ほぼ確実な予防要因は授乳、身体活動です。

　職業性要因は夜間勤務です。睡眠ホルモンであり、抗酸化物質でもあるメラトニン分泌低下の関与が考えられます。

　前がん・先行・併存病変には高濃度乳房（デンスブレスト）、良性乳房疾患（線維症を含む）、乳がん既往（予防的乳房切除術後を含む）などがあります。

　がん検診には対策型検診（マンモグラフィ）（1回/2年）が実施されています。アナログからデジタル化が進み、グレード1〜5度に分けられます。デンスブレストへの対応については前述のとおりです。

家族歴しっかり調べリスク知る

深酒はエストロゲン上げ乳がん生ず

常日頃乳房のしこり自己チェック

乳しこり鏡の前で自己チェック

触診法知ったかぶりが生命とり

何なくも必ず受けんがん検診

授乳は児の生育に欠かせぬが　自身のがんのリスクも下げる

表4-11-2. 閉経後乳がんの1次予防と2次予防[a]

1. 宿主要因

家族性（遺伝性）腫瘍症候群	家族性乳がん[b]、遺伝性乳がん・卵巣がん症候群（HBOC）[c]、リ・フラウメニ症候群[d]、カウデン症候群[e]など

2. 1次予防（発生予防）

1）生活習慣要因	リスク要因	予防要因
a. 確実な要因	エストロゲン曝露（治療を含む）	
	メンスの回数[f]	
	アルコール飲料	
	肥満、内臓脂肪・異所性脂肪蓄積	
	2型糖尿病、メタボリック症候群	
	高身長	
b. ほぼ確実な要因		授乳
		身体活動
2）職業性要因	夜間勤務[g]	

3. 2次予防（早期発見・早期治療）

1）前がん・先行・併存病変	高濃度乳房（デンスブレスト）、良性乳房疾患（線維症を含む）、乳がん既往（予防的乳房切除術後を含む）など
2）がん検診	対策型がん検診（マンモグラフィ［アナログ→デジタル化］）（1回/2年）が実施されている

[a] WCRF/AICR報告書(2018)、ACS (2019)、IARCモノグラフ、大規模コホート研究（JACC Study）、多目的コホート研究（JPHC Study）などを参考にした

[b] 家族性乳がん＝特に、家族・近親者内に2人以上、45歳以下発症、1人に腫瘍が2個以上、男性乳がんなどの特徴を有する。原因遺伝子は不詳です。乳がんの15～20%を占める

[c] 遺伝性乳がん・卵巣がん症候群（HBOC）＝DNA修復遺伝子BRCA1・BRCA2が関連する常染色体顕性遺伝性疾患である。乳がん、卵巣がんだけでなく、膵がん、メラノーマ、前立腺がんも生ずる。乳がんの5～10%を占める

[d] リ・フラウメニ症候群＝TP53がん抑制遺伝子が関連する常染色体顕性遺伝性疾患である。食道がん、胃がん、大腸がん、膵がん、肺がん、乳がん、精巣がん、腎がん、メラノーマ、神経系がん、内分泌がん、結合組織腫瘍、白血病など多彩な腫瘍を併発する

[e] カウデン症候群＝多発性過誤腫症候群＝PTENがん抑制遺伝子が関連した常染色体顕性遺伝性疾患である。消化管に過誤腫性ポリポーシスが主病変であるが、顔面や四肢に丘疹、口腔粘膜に乳頭腫を生ずる。乳腺、卵巣、泌尿器系臓器、甲状腺などのがんの合併率が高い。小児慢性特定疾患の1つである

[f] メンスの回数（エストロゲン曝露量）と関連する不妊・未産、早発月経、遅発閉経などはリスク要因、一方、妊娠回数、出産回数は予防要因と考えられる

[g] 睡眠ホルモンであり、抗酸化物質でもあるメラトニン分泌低下がある

パートナーの乳房触診エモいのみ　自分で触ってしこりをチェック

エストロゲンと乳がん

実験室的にはエストロゲンにプロモーション作用、プログレッション作用が証明されています。疫学・臨床上の証拠としては、エストロゲン曝露（治療を含む）はもちろん、不妊・未産、早発月経、遅発閉経があればメンスの回数が多く、また、下記のように、アルコール性肝障害によりエストロゲン代謝が低下すると、エストロゲン曝露量が増え、乳がんリスクが上昇する。

　一方、妊娠回数、出産回数が多く、授乳をすればエストロゲン曝露量が減り、また、身体活動を行なえば内臓脂肪・異所性脂肪が燃え、卵巣外エストロゲン産生量も減り、乳がんリスクが低下する。このことはエストロゲン依存性子宮体がん、卵巣がんにおいても観察されます。身体活動によるがんリスク低下機序の1つです。

アルコール飲料と乳がん

発がん環境要因（タバコを含む）への曝露に性差があるため、前述のように、多くのがん罹患率・死亡率は女性が男性より低い。発がん物質への曝露が同程度であっても、創造主による種族保存上の配慮だろうか、女性の発がん率は男性より低い。

　アルコールは逆です。飲酒量、アルコール・アセトアルデヒド代謝酵素遺伝子多型が同じであっても、健康影響は女性のほうが男性より大きい。多量・習慣飲酒によりグラム陰性桿菌が繁殖し、死骸細胞壁からエンドトキシンが産生され、自らの肝細胞傷害をおこす。アルコール性肝炎、肝硬変となりエストロゲン代謝が落ち、血中エストロゲン量が増え、エストロゲン関連がん（乳がんを含む）リスクが上昇する。

日本人の働き方に変化があり、女性の社会進出がみられ、働く女性が増えている。女性の飲酒機会が増え、習慣飲酒率（週3回以上飲酒し、日本酒1合相当以上/日を飲むものの割合）が上昇している。飲酒量の増加に加え、ライフスタイルの変化（食事の欧米化、自家用車の普及［身体活動の低下］を含む）も乳がん増加の要因と考えられます。

大豆摂取と乳がん

大豆食品（豆腐、豆乳、納豆を含む）をよく摂取する地域では乳がん罹患率が低い。大豆製品を頻回摂取する集団は乳がんリスクが低い（永田知里博士、溝上哲也博士ら、広瀬かおる博士、今枝奈保美博士ら）。

　イソフラボンにはゲニステイン、ダイゼイン、グリシテインなどがある。ダイゼインは腸内細菌によって生理活性物質エクオールへ代謝される。植物性エストロゲンと呼称されるが、化学構造がエストロゲンに似ており、内分泌かく乱物質である。

　したがって、大豆イソフラボンを摂取することでエストロゲン作用が抑えられ、乳がん（特に、エストロゲン依存性乳がん）だけでなく、肺がん（腺がん）、子宮体がん、卵巣がん、前立腺がんの発生も抑制されうる。

余聞余話　**世界最初の全身麻酔下の乳がん手術**

世界最初に全身麻酔下手術をしたのは中国後漢〜三国時代の華佗（〜208年）だとされる。しかし、麻酔薬・麻沸散の調合・処方量などのデータが残っていない。魏の曹操の群発頭痛を治療したことでも知られる。登城の指示に従わなかったので投獄された。拷問死する前、自ら麻酔薬メモを焼却したという。

その1,600年後（1804年）［江戸時代］）、華岡青洲は全身麻酔薬（通仙散［ダチュラ（曼陀羅華）＋トリカブトの調合剤］）を開発した。

　患者さんに処方する前に身内で人体実験をした。母と妻に飲ませ安全性、用量などを調べたところ、ダチュラのヒヨスチアミン（ヒヨスチン・スコポラミン）の抗コリン作用・副交感神経遮断作用により母は死亡し、眼圧上昇による緑内障で妻は失明したとされます。その犠牲を乗り越え、150例を超える乳がんの手術を行なった。優れた業績です。

　ノーベル賞は1901年に制定されたので、華岡青洲は生まれるのが100年早かった。エーテルを用いた全身麻酔下で下顎腫瘍摘出術が実施されたのは、40年後の1846年のことです。

　なお、ダチュラの花は日本麻酔科学会のシンボルマークに使われています。

4-12. 子宮頸がんの1次予防と2次予防

子宮は女性の骨盤内にあり、妊娠した時に胎児を育む生殖臓器です。上部に子宮体部があり、下部には子宮頸部、膣がある。前方には膀胱、後方には直腸がある。

　扁平上皮がんが約8割、腺がんが2割です。

　家族性（遺伝性）腫瘍症候群はありません。

　子宮頸がんの確実なリスク要因はHPV感染、タバコです。ほぼ確実なリスク要因は避妊ピル、初交年齢、若年妊娠、妊娠回数、肥満、内臓脂肪・異所性脂肪蓄積、2型糖尿病、メタボリック症候群です。避妊ピル、初交年齢、若年妊娠、妊娠回数はそのものでなく、HPV感染機会に連鎖する要因です。肥満、内臓脂肪・異所性脂肪蓄積、2型糖尿病、メタボリック症候群は腺がんの要因です。確実な予防要因はありません。ほぼ確実な予防要因は隔壁型避妊器具（コンドーム）です。

表4-12. 子宮頸がんの1次予防と2次予防[a)]

1. 宿主要因		
家族性(遺伝性)腫瘍症候群	なし	

2. 1次予防(発生予防)		
1) 生活習慣要因	リスク要因	予防要因
a. 確実な要因	HPV[b)]感染	
	タバコ	
b. ほぼ確実な要因	避妊ピル	隔壁型避妊器具
	初交年齢	
	若年妊娠	
	妊娠回数	
	肥満、内臓脂肪・異所性脂肪蓄積	
	2型糖尿病、メタボリック症候群	
2) 職業性要因	なし	

3. 2次予防(早期発見・早期治療)	
1) 前がん・先行・併存病変	子宮頸部高度異形成、HIV感染、クラミジア感染など
2) がん検診	対策型がん検診(パパニコロウ細胞診)[c)](1回/2年)が実施されている

a) WCRF/AICR報告書(2018)、ACS (2019)、IARCモノグラフ、大規模コホート研究(JACC Study)、多目的コホート研究(JPHC Study)などを参考にした

b) Human papilloma virus=ヒトパピローマウイルス

c) Pap test(Papスメア)=子宮頸部細胞診=Papanicolaou, G.N.が報告した染色法による

　職業性要因はありません。

　前がん・先行・併存病変には子宮頸部高度異形成、HIV(ヒト免疫不全ウイルス[エイズウイルス])感染、クラミジア感染などがある。

　がん検診にはパパニコロウ細胞診(Pap[パップ]テスト)(1回/2年)による対策型がん検診が実施されています。

子宮頸がん発生予防および死亡回避はシンプルです

子宮頸がんはHPVの性行為感染症(STDs)です。多くは2年以内に自然排出されるが、持続感染した場合、子宮頸がんなどにつながる。

子宮頸がんはワクチンで予防できる疾病（VPD）です。HPV感染だけでなく、HIV感染、他の性行為感染（STIs）（梅毒、淋病を含む）の機会を減らすために、隔壁型避妊器具（コンドーム）を用いるのがよい。また、発がんリスクを抑えるために禁煙が有効です。

子宮頸がん死亡回避には、羞恥心をぽいと捨て、対策型がん検診（Papテスト）を受け、前がん病変、がんの早期発見・早期治療をめざすことです。

HPVワクチン

HPVワクチンは抗HPV IgG抗体を産生し、HPV感染を予防する。ワクチンは小学校6年生から高校1年生に相当する女子に対して計3回接種されます。

2価HPVワクチンサーバリックスは子宮頸がんに関わるHPV16型と18型の感染を防ぎ、子宮頸がん60〜70％を予防する。その後、4価HPVワクチンガーダシル（2価に6型、11型を加えたもの）が開発されています。

2013年4月に厚労省はサーバリックスを定期接種としたが、ワクチン接種との因果関係を否定できない副反応・症状の報告があり、2ヶ月後に「積極的な接種勧奨の一時差し控え」とした。接種率は当初の70％から1％ほどに低下している。

2015年から5ヶ年の審査期間を経て、2020年7月には厚労省薬事・食品衛生審議会は9価HPVワクチンシルガード9水性懸濁筋注シリンジ（組換え沈降9価HPV様粒子ワクチン［酵母由来］）の製造・販売を承認した。9HPVs（6, 11, 16, 18, 31, 33, 45, 52, 58型）をターゲットとしており、子宮頸がんの90％をカバーし、尖圭コンジローマ、腟がん、外陰がんだけでなく、口腔・咽頭がん、食道扁平上皮がん、肛門がん、陰茎がんなども予防する。同審議会医薬品第二

部会において、男性へのガーダシル適用拡大も承認されています。

WHOは9価HPVワクチンシルガードに対して、「きわめて安全」だという見解を示しており、すでに多くの国で9歳以上の女子に接種されている。子宮頸がん予防ベネフィット（便益）vs副反応リスクを評価すると、ベネフィットがリスクを上回ると考えられます。

なお、2022年4月にHPVワクチンの積極的な接種勧奨が再開された。

喫煙は子宮頸がんも引きおこす
羞恥心がんのさばらす元凶か

タイムリーにHPVワクチン接種して　子宮頸がん発生予防
精検を恥じてためらう時でなし　さっさと登らん内診台へ
内診はちょいの間のこと　躊躇せばがんが進展長期の寝込み
ワクチンとがん検診を利活せば　恐るに足らぬ子宮頸がん
ワクチンとがん検診を利活せん　頸がん死などもったいないこと

解説メモ　**N市HPVワクチン副反応調査**

2010年にN市は無料HPVワクチンサーバリックス接種を始めた。前述のごとく、厚労省は2013年4月に定期接種とした。ところが、2ヶ月後の6月に副反応に関する未確認情報を受け、「積極的な接種勧奨の一時差し控え」とした。

2015年にN市は、HPVワクチン接種による副反応ではないかと訴えがあった24症状（月経異常、関節痛、頭痛、疲労感、集中力減退、めまいを含む）の有無、病院受診、登校の頻度・登校に影響を及ぼしうる症状に関する郵送法・匿名アンケート調査を行なった。

対象者は1994〜2001年度生まれのN市女性住民71,177人（2010年

時点で9〜15歳）であった。全体で29,846名（接種群20,748名、非接種群9,098名）の回答（ネット回答率43.4%）を解析した。2群間で24症状の発生頻度を比較したが、接種群にワクチンによる症状の多発は認められなかった。なお、接種群に病院受診をともなう不規則な月経、異常な月経出血量、激しい頭痛が多かったが、これらは普段から慢性的にみられる症状であった。登校に影響を及ぼす症状はなく、症状の集積性もなかった。

　以上の解析結果は、HPVワクチン接種と有害事象・副反応発生との因果関係を示すものではないと考えられた（鈴木貞夫博士と細野晃弘博士）。

解説メモ　母の子宮頸がんが男児にうつった

親から子に遺伝する（うつる）がんがある。前述のとおり、まず、家族性（遺伝性）腫瘍症候群に関わるがんです。遺伝に似て非なるものに、垂直・水平感染する発がん病原体（胎内［経胎盤］感染ないし産道感染［経頸管感染を含む］するHBV、HPV、HIVなど、母乳感染するHTLV-Iなど、糞口感染［便口感染、口口感染］するEBV、ピロリ菌を含む）への感染がんがある。親が診断・治療のために高線量放射線照射を受けると精子、卵、胎児へ被曝が及び、子に放射線がんがみられる。発がん生活要因を共有することでも家族内集積がある。

　最近、上記パターンにない「母親から子にがんそのものが移行した」というショッキングな症例報告（2例）があった。経腟分娩中に男児が子宮頸がん細胞を吸引し肺がんになったのです。がん細胞遺伝子を調べると母親由来であり、HPV陽性であることが確認された（荒川歩博士ら）。

　きわめてまれなこととはいえ、このような悲劇を繰り返してはなりません。母親が子宮頸がんにかかっている場合、帝王切開が推奨されます。それ以前にHPVワクチン接種を受け、子宮頸がんにかからないのが賢明です。

4-13. 子宮体がんの1次予防と2次予防

子宮体部（普段は鶏卵大）の内側は子宮内膜でおおわれています。内膜細胞が腫瘍化したのが子宮体がんであり、子宮内膜がんとも呼ばれる。

　卵巣から分泌されるエストロゲン（卵胞ホルモン）の影響を受け、子宮内膜が増殖・肥厚し、プロゲステロン（黄体ホルモン）の働きにより受精卵が着床する。受精・着床がない場合、子宮内膜は剥離されます。このサイクルがメンスです。初潮から閉経するまで、通常28日間隔で繰り返される。

　家族性（遺伝性）腫瘍症候群にはリンチ症候群（遺伝性非ポリポーシス大腸がん［HNPCC］）、遺伝性乳がん・卵巣がん症候群（HBOC）などがあります。

　子宮体がんの確実なリスク要因はエストロゲン曝露（治療を含む）、メンスの回数、肥満、内臓脂肪・異所性脂肪蓄積、2型糖尿病、メタボリック症候群であり、ほぼ確実なリスク要因は高身長です。確実な予防要因は避妊ピルであり、ほぼ確実な予防要因は子宮内避妊器具（IUD/IUS）、身体活動、コーヒーです。

　職業性要因はありません。

　前がん・先行・併存病変には子宮内膜異型増殖症、多のう胞性卵巣症候群（PCO/PCOS）などがあります。

　子宮頸がん検診の問診で必要と考えられた場合、がん検診（子宮内膜細胞診）を実施している市町村がある。しかし、死亡率低減効果は証拠不十分です。

表4-13. 子宮体がんの1次予防と2次予防[a]

1. 宿主要因		
家族性(遺伝性)腫瘍症候群	リンチ症候群(遺伝性非ポリポーシス大腸がん[HNPCC])[b]、遺伝性乳がん・卵巣がん症候群(HBOC)[c]など	

2. 1次予防(発生予防)		
1)生活習慣要因	リスク要因	予防要因
a. 確実な要因	エストロゲン曝露(治療を含む)	避妊ピル
	メンスの回数[d]	
	肥満、内臓脂肪・異所性脂肪蓄積	
	2型糖尿病、メタボリック症候群	
b. ほぼ確実な要因	高身長	子宮内避妊器具
		身体活動
		コーヒー
2)職業性要因	なし	

3. 2次予防(早期発見・早期治療)	
1)前がん・先行・併存病変	子宮内膜異型増殖症、多のう胞性卵巣症候群(PCO/PCOS)[e]など
2)がん検診	子宮頸がん検診の問診で必要と考えられた場合、子宮内膜細胞診を実施している市町村がある。しかし、死亡率低減効果は証拠不十分です

[a] WCRF/AICR報告書(2018)、ACS (2019)、IARCモノグラフ、大規模コホート研究(JACC Study)、多目的コホート研究(JPHC Study)などを参考にした

[b] リンチ症候群(遺伝性非ポリポーシス大腸がん[HNPCC])=DNAミスマッチ修復機構が欠損した常染色体顕性遺伝性疾患である。大腸がんの生涯リスクが70〜80%あり、散発性大腸がんより若年(40代半ば)で発生する。胃、小腸、肝臓、胆管、膵臓、ケラトアカントーマ(皮膚がんの一種)、子宮内膜、卵巣、泌尿器系臓器、脳などの腫瘍リスクも高い

[c] 遺伝性乳がん・卵巣がん症候群(HBOC)=DNA修復遺伝子BRCA1・BRCA2が関連する常染色体顕性遺伝性疾患である。乳がん、卵巣がんだけでなく、膵がん、メラノーマ、前立腺がんも生ずる。乳がんの5〜10%を占める

[d] メンスの回数(エストロゲン曝露量)と関連する不妊・未産、早発月経、遅発閉経などはリスク要因、一方、妊娠回数、出産回数は予防要因と考えられる

[e] 多のう胞性卵巣症候群(PCO/PCOS)=月経不順がある、卵巣に多くの小のう胞(卵胞)がある、男性ホルモン濃度が高くなるなどホルモンのアンバランスがある。月経不順や無月経を治療せずに長期間放置すると、子宮内膜に異常な変化がおこり、子宮内膜増殖症や子宮がん(高分化型)が発生する

子宮体がんI型とII型

エストロゲン依存性のI型、エストロゲン非依存性のII型に大別されます。

　I型が80〜90%を占め、子宮内膜増殖症と関連がある。エストロ

ゲンへの曝露による内膜増殖症を経て、高分化型から中分化型類内膜がんが生ずる。筋層浸潤は軽度であり、リンパ節転移も少なく、予後は比較的良好です。

前述のごとく、エストロゲン曝露（治療を含む）はもちろん、不妊・未産、早発月経、遅発閉経があるとメンスの回数が多く、エストロゲン曝露量が増え、肥満、内臓脂肪・異所性脂肪蓄積、2型糖尿病、メタボリック症候群により卵巣外エストロゲン曝露量も増え、子宮体がんリスクが上昇します。

一方、避妊ピル、子宮内避妊器具の利用、妊娠回数、出産回数が多いとエストロゲン曝露量が減り、身体活動により卵巣外エストロゲン曝露量も減り、子宮体がんリスクは低下します。

II型が10〜20％を占める。エストロゲン曝露に関係なく、子宮内膜症を介さず、内膜は萎縮性であり、低分化型類内膜がんや非類内膜がん（漿液性がん、明細胞がん、粘液性がんを含む）である。I型より5〜10歳高齢で発生し、子宮筋層へ深く浸潤し、リンパ節転移も多く、予後は不良です。

4-14. 卵巣がんの1次予防と2次予防

卵巣は左右の卵管の先にあります。子宮とは卵巣固有靭帯で結ばれているが、卵管とは繋がっていません。腹腔内に排卵された卵を捕捉するためです。

視床下部⇄下垂体⇄卵巣への女性ホルモン生成・フィードバック機構に関わり、卵の発生、成熟、排卵をになう生殖臓器です。家族性（遺伝性）腫瘍の側面に加え、細胞型や悪性度（予後）が多彩・多様ながんです。

表4-14. 卵巣がんの1次予防と2次予防[a]

1. 宿主要因

家族性(遺伝性)腫瘍症候群	家族性卵巣がん[b]、遺伝性乳がん・卵巣がん症候群(HBOC)[c]、カウデン症候群[d]、リンチ症候群(遺伝性非ポリポーシス大腸がん[HNPCC])[e]、ポイツ・ジェガース症候群[f]、*MUTYH*関連ポリポーシス(MAP)[g]、乳がん既往など

2. 1次予防(発生予防)

1)生活習慣要因	リスク要因	予防要因
a. 確実な要因	エストロゲン曝露(治療を含む)	授乳
	排卵回数[h]	卵管結紮術
	不妊・不妊治療	経口ホルモン避妊薬
	高齢出産	
	高身長	
b. ほぼ確実な要因	肥満、内臓脂肪・異所性脂肪蓄積	身体活動
	2型糖尿病、メタボリック症候群	
2)職業性要因	なし	

3. 2次予防(早期発見・早期治療)

1)前がん・先行・併存病変	チョコレートのう胞
2)がん検診	なし

[a] WCRF/AICR報告書(2018)、ACS (2019)、IARCモノグラフ、大規模コホート研究(JACC Study)、多目的コホート研究(JPHC Study)などを参考にした

[b] 家族性卵巣がん=卵巣がんの5～10%に家族歴があるとされる。原因遺伝子は不詳です

[c] 遺伝性乳がん・卵巣がん症候群(HBOC)=DNA修復遺伝子BRCA1・BRCA2が関連する常染色体顕性遺伝性疾患である。乳がん、卵巣がんだけでなく、膵がん、メラノーマ、前立腺がんも生ずる。乳がんの5～10%を占める

[d] カウデン症候群=多発性過誤腫症候群=*PTEN*がん抑制遺伝子が関連した常染色体顕性遺伝性疾患である。消化管に過誤腫性ポリポーシスが主病変であるが、顔面や四肢に丘疹、口腔粘膜に乳頭腫を生ずる。乳腺、卵巣、泌尿器系臓器、甲状腺などのがんの合併率が高い。小児慢性特定疾患の1つである

[e] リンチ症候群(遺伝性非ポリポーシス大腸がん[HNPCC])=DNAミスマッチ修復機構が欠損した常染色体顕性遺伝性疾患である。大腸がんの生涯リスクが70～80%あり、散発性大腸がんより若年(40代半ば)で発生する。胃、小腸、肝臓、胆管、膵臓、ケラトアカントーマ(皮膚がんの一種)、子宮内膜、卵巣、泌尿器系臓器、脳などの腫瘍リスクも高い

[f] ポイツ・ジェガース症候群=胃、小腸、結腸などに過誤腫性ポリープが多発し、特徴的な色素性皮膚病変をともなう常染色体顕性遺伝性疾患である。消化管がんだけでなく、膵がん、乳がん、卵巣がんなどのリスクも高い

[g] *MUTYH*関連ポリポーシス(MAP)=*MUTYH*遺伝子の病的変異を原因とする常染色体潜性遺伝性疾患です。大腸腺腫数はほとんどの場合100個未満とされる。皮膚がん、乳がん、子宮内膜がん、卵巣がん、膀胱がんなどの合併リスクがある

[h] 排卵回数(卵巣損傷・修復)と関連する不妊・未産、早発月経、遅発閉経などはリスク要因、一方、妊娠回数、出産回数は予防要因と考えられる

家族性（遺伝性）腫瘍症候群には家族性卵巣がん、遺伝性乳がん・卵巣がん症候群（HBOC）、カウデン症候群、リンチ症候群（遺伝性非ポリポーシス大腸がん［HNPCC］）、ポイツ・ジェガース症候群、*MUTYH*関連ポリポーシス（MAP）、乳がん既往などがあります。

　卵巣がんの確実なリスク要因はエストロゲン曝露（治療を含む）、排卵回数、不妊・不妊治療、高齢出産、高身長であり、ほぼ確実なリスク要因は肥満、内臓脂肪・異所性脂肪蓄積、2型糖尿病、メタボリック症候群です。確実な予防要因は授乳、卵管結紮術、経口ホルモン避妊薬であり、ほぼ確実な予防要因は身体活動です。

　職業性要因はありません。

　前がん・先行・併存病変にはチョコレートのう胞があります。

　がん検診は実施されていません。

体脂肪卵巣がんも引きおこす

ピルvs避妊とホルモン関連がん

ピル（経口避妊薬）（OC）には合成プロゲストーゲン（プロゲスチン）単剤、合成エストロゲンと合成プロゲストーゲンの複合製剤（COC）があります。生体の月経周期に関わるエストロゲンvsプロゲステロンの量とその比、視床下部⇄下垂体⇄卵巣へのエストロゲン、プロゲステロン生成・フィードバック機構への配慮がなされています。卵の生育および排卵を制御し、精子進入および卵着床を抑制して避妊を図るものです。副反応（不正性器出血を含む）を避けるべく、合成エストロゲンと合成プロゲストーゲンの量（低用量vs中高用量）がデザインされています。

　更年期障害、骨粗しょう症などに対するホルモン補充療法（HRT）・閉経期ホルモン療法（MHT）を行うと、乳がん（特に、エス

トロゲン依存性乳がん)、子宮体がん、卵巣がんなどのリスクが上がります。一方、OC、COC服用によりエストロゲンの減少、エストロゲンvsプロゲステロン比が低下すると、乳がん、子宮体がん、卵巣がんなどのリスクは下がります。

解説メモ *パンツのなかのがんハンター*

森満博士(フェミニスト、愛妻家[恐妻家?]、パンツのなかのがんオーソリティ[自認])らは、1980〜1981年、1985〜1986年に上皮性卵巣がん110例、1:2で年齢をマッチさせた対照群220例をリクルートして症例対照研究を行なった。

卵巣がん症例群に独身、母親・姉妹に乳がん・子宮体がん・卵巣がんの家族歴がある方が多かった。一方、出産歴、人工流産歴、卵管結紮術がある方は少なく、出産数、無排卵期間とがんリスクは逆比例していた。避妊ピル使用者が少なかったためか、卵巣がんリスクとの関係は明確にできなかった。

卵巣がんが女性ホルモン(特に、エストロゲン)、排卵回数(卵巣損傷・修復)と関係があることを示唆するものです。

4-15. 前立腺がんの1次予防と2次予防

前立腺は男性生殖器です。正常サイズは大ぶり栗の実ほどの臓器です。膀胱の前方下(膀胱から尿道への出口周辺、ペニスの付け根の後方)にあり、尿道を取り囲み、前方は恥骨の後ろ、後方は直腸の前に接している。したがって、直腸(指)診(肛門から指を挿入して診察する方法)で前立腺肥大症、進行した前立腺がんなどの診断がなされます。

家族性(遺伝性)腫瘍症候群には遺伝性乳がん・卵巣がん症候群

(HBOC)が含まれる。

　前立腺がんの確実なリスク要因は男性ホルモン(アンドロゲン[テストステロンを含む])です。

　前述のとおり、女性ホルモン(エストロゲンを含む)への曝露をコントロールするものには、薬物(タモキシフェン[アロマターゼ阻害薬]、避妊ピルなど)、生殖要因(妊娠、出産、授乳を含む)、生活習慣要因(大豆製品摂取、節酒・減酒、身体活動など)がある。

　一方、男性ホルモンへの曝露を制御・変容するものに薬物(フィナステリド[抗アンドロゲン剤])はあるが、生殖要因、生活習慣要因で確実なものは知られていない。

　ほぼ確実なリスク要因は肥満、内臓脂肪・異所性脂肪蓄積、2型糖尿病、メタボリック症候群(特に、ハイリスク[予後の悪い]がんの場合)、高身長です。確実・ほぼ確実な予防要因はありません。

表4-15. 前立腺がんの1次予防と2次予防[a]

1. 宿主要因		
家族性(遺伝性)腫瘍症候群	遺伝性乳がん・卵巣がん症候群(HBOC)[b]を含む	
2. 1次予防(発生予防)		
1) 生活習慣要因	リスク要因	予防要因
a. 確実な要因	男性ホルモン	
b. ほぼ確実な要因	肥満、内臓脂肪・異所性脂肪蓄積	
	2型糖尿病、メタボリック症候群	
	高身長	
2) 職業性要因	消防士(特定の化学物質への曝露)	
3. 2次予防(早期発見・早期治療)		
1) 前がん・先行・併存病変	前立腺炎、性行為感染症	
2) がん検診	任意型がん検診(PSA検査)(1回/年)が実施されている	

[a] WCRF/AICR報告書(2018)、ACS (2019)、IARCモノグラフ、大規模コホート研究(JACC Study)、多目的コホート研究(JPHC Study)などを参考にした

[b] 遺伝性乳がん・卵巣がん症候群(HBOC)=DNA修復遺伝子BRCA1・BRCA2が関連する常染色体顕性遺伝性疾患である。乳がん、卵巣がんだけでなく、膵がん、メラノーマ、前立腺がんも生ずる。乳がんの5〜10%を占める

職業性要因として消防士がありますが、特定の化学物質への曝露が示唆されます。夜間勤務があることから、メラトニン分泌低下の影響があるのかも知れません。

　前がん・先行・併存病変には、前立腺炎、性行為感染症(STDs)が考えられます。

　がん検診には任意型PSA検診(1回/年)があります。

　もっと知りたい方は、拙著「前立腺がん予防物語―がん学者がんで寝込んでつぶやけば―」をご覧ください。

余聞余話　Fukuokaはきわどい

福岡市は那珂川の東の博多、西の福岡に分かれる。すなわち、歓楽街東中洲は博多にあり、西中洲は福岡です。博多どんたく、JR博多駅の名称は正しい。しかし、福岡にある長浜ラーメンを博多ラーメンと称し、博多にある飛行場を福岡空港と呼ぶのは問題だ。

　Fukuokaを米語的に発音すると、Fuck OKとなります。不夜城の灯陰から聞こえる4文字語です。

　Goodを意味するサムズアップは、イランでは「畜生」です。また、OKサイン(親指と人差し指で輪っかを作るもの)は、地域・国によっては下品なしぐさになります。

おのこなら等しくかかるしものがん
マッチョでもやわでもかかるしものがん

はげ白髪見た目によらずヒットする　選り好みせぬ前立腺がん
PSAの長所弱点わきまえて　がん死回避に適宜活用
外見でひとを判断するなかれ　教えてくれた前立腺がん

俺だけはならないという天狗鼻　見事へし折る前立腺がん

　ついでに、
朝ションや昔押さえて今ささえ
如意棒はわが意に反して中折れす

4-16. 腎がんの1次予防と2次予防

腎臓は成人の握りこぶし大の臓器です。左右の肋骨下端付近にあり、腹膜と背中の間にある。

　腎臓の働きは尿の生成だけでなく、体液量・電解質バランスの維持、血圧調節ホルモン（レニン）の生成、造血ホルモン（エリスロポエチン［EPO］）の産生、カルシウム濃度管理ホルモン（活性型ビタミンD）の生成など多様です。まさに、肝腎な臓器です。

　腎皮質糸球体で血液中のたんぱく質以外のものはろ過され、皮質・髄質の尿細管において必要なもの（栄養素［ブドウ糖、アミノ酸を含む］、ミネラル［Na、Kなど］）は再吸収される。尿は集合管を経て腎盂に集められ、尿管を通り膀胱へ送られ、一定量たまると排泄されます。

　腎がんには腎細胞がん（約90％）と腎盂がん（尿路上皮がん）（10％）があります。

　家族性（遺伝性）腫瘍症候群には家族性腎がん、遺伝性乳頭状腎細胞がん、遺伝性平滑筋腫性腎細胞がん、バート・ホッグ・デュベ症候群（BHDS）、フォンヒッペル・リンドウ病、カウデン症候群、結節性硬化症などがあります。

　腎がんの確実なリスク要因はタバコ（腎盂がん、尿路系がんに共

表4-16. 腎がんの1次予防と2次予防 [a)]

1. 宿主要因

家族性(遺伝性)腫瘍症候群	家族性腎がん [b)]、遺伝性乳頭状腎細胞がん [c)]、遺伝性平滑筋腫性腎細胞がん [d)]、バート・ホッグ・デュベ 症候群 (BHDS) [e)]、フォンヒッペル・リンドウ病 [f)]、カウデン症候群 [g)]、結節性硬化症 [h)] など

2. 1次予防(発生予防)

1) 生活習慣要因	リスク要因	予防要因
a. 確実な要因	タバコ	
	薬物(降圧剤、鎮痛剤[フェナセチンを含む]、利尿剤など)	
	肥満、内臓脂肪・異所性脂肪蓄積	
	2型糖尿病、メタボリック症候群	
b. ほぼ確実な要因	高身長	アルコール飲料
2) 職業性要因	カドミウム、農薬、有機溶剤 (トリクロロエチレンなど)への曝露	

3. 2次予防(早期発見・早期治療)

1) 前がん・先行・併存病変	高血圧、2型糖尿病、メタボリック症候群、腎疾患(腎透析)など
2) がん検診	なし

4. 他の特記事項

1) アリストロキア酸(生薬・漢方薬[細辛(サイシン)、防已(ボウイ)、木香(モッコウ)、木通(モクツウ)など]に含まれる)と尿路系がんとの関連が示唆されている。なお、日本薬局方に適合する生薬中には入っていない

[a)] WCRF/AICR報告書(2018)、ACS (2019)、IARCモノグラフ、大規模コホート研究(JACC Study)、多目的コホート研究(JPHC Study)などを参考にした

[b)] 家族性腎がん＝腎がんの家族歴があるが、原因遺伝子は不詳です

[c)] 遺伝性乳頭腎細胞がん＝MET遺伝子が変異して生ずる腎がんであり、組織型は乳頭状細胞がんである

[d)] 遺伝性平滑筋腫性腎細胞がん(HLRCC)＝FH遺伝子が関与した常染色体顕性遺伝性疾患である。皮膚平滑筋腫、子宮平滑筋腫(筋腫)や単発性腎がんに特徴づけられる

[e)] バート・ホッグ・デュベ 症候群(BHDS)＝FLCN遺伝子が関与した常染色体顕性遺伝性疾患である。皮膚病状(線維毛包腫、毛包周囲線維腫など)、肺嚢胞・気胸、多彩なタイプの腎腫瘍を3徴とする

[f)] フォンヒッペル・リンドウ病＝眼・小脳・脊髄の血管腫を特徴とする常染色体顕性遺伝性疾患である。中枢神経や網膜の血管芽腫、腎臓での明細胞がん、褐色細胞腫などの腫瘍が多発する。膵がんリスクも上昇する

[g)] カウデン症候群＝多発性過誤腫症候群＝PTENがん抑制遺伝子が関連した常染色体顕性遺伝性疾患である。消化管に過誤腫性ポリポーシスが主病変であるが、顔面や四肢に丘疹、口腔粘膜に乳頭腫を生ずる。乳房、卵巣、泌尿器系臓器、甲状腺などのがんの合併率が高い。小児慢性特定疾患の1つである

[h)] 結節性硬化症＝皮膚、神経系、腎、肺、骨などに過誤腫が多発する常染色体顕性遺伝子疾患です。脳腫瘍、腎臓腫瘍、肺のリンパ脈管平滑筋腫症を併発する。指定難病の1つです

通のリスク要因です）、薬物（降圧剤、鎮痛剤［フェナセチンを含む］、利尿剤など）、肥満、内臓脂肪・異所性脂肪蓄積、2型糖尿病、メタボリック症候群です。ほぼ確実なリスク要因は高身長です。確実な予防要因はありません。ほぼ確実な予防要因はアルコール飲料です。

　職業性要因はカドミウム、農薬、有機溶剤（トリクロロエチレンなど）への曝露です。

　前がん・先行・併存病変には高血圧、2型糖尿病、メタボリック症候群、腎疾患（腎透析）などがあります。

　がん検診は実施されていません。

腎がんもタバコを絶つにしくはなし

解説メモ　**医薬品と腎がん**

薬は適量なら治療効果があるが、長期・過剰に常用・服用すれば毒となります。

　多くの医薬品は肝臓で代謝され薬効を示し、一部は解毒・無毒化され、残りは発がん物質へ活性化される。血行性に腎臓に運ばれ、老廃物・不要な物質は糸球体・尿細管でろ過・排泄されます。なかには、血液、肝、腎・尿路系に発がん作用を示すものがある。

　長期に服用する降圧剤、利尿剤、鎮痛剤、2型糖尿病薬などの代謝物質に糸球体・尿細管細胞が曝露して腎・尿路系がんが生ずる。

　アルコールには利尿作用があり、適度な飲酒は腎がんを予防する。発がん物質の排泄ないし希釈の機序を考えると、コーヒー、お茶、水分摂取も腎がんを抑制しうる。

4-17. 膀胱がんの1次予防と2次予防

男性の膀胱は直腸の前方、前立腺の上方にあり、女性では膣・直腸

の前方、子宮の前方下にある。

　家族性（遺伝性）腫瘍症候群にはカウデン症候群、リンチ症候群（遺伝性非ポリポーシス大腸がん[HNPCC]）などがあります。
　膀胱がんの確実なリスク要因はタバコであり、ほぼ確実なリスク要因は飲料水中のヒ素、水分摂取不足、2型糖尿病薬です。確実・

表4-17. 膀胱がんの1次予防と2次予防[a]

1. 宿主要因		
家族性（遺伝性）腫瘍症候群	カウデン症候群[b]、リンチ症候群（遺伝性非ポリポーシス大腸がん[HNPCC]）[c]など	

2. 1次予防（発生予防）		
1）生活習慣要因	リスク要因	予防要因
a. 確実な要因	タバコ	
b. ほぼ確実な要因	飲料水中のヒ素	
	水分摂取不足	
	2型糖尿病薬[d]	
2）職業性要因	染料工場（染物作業者）[e]、ゴム工場、皮革業、繊維工場などの従事者、トルイジン類（メチルアニリン、アミノメチルベンゼン）（染料、シアノアクリレート系接着剤[いわゆる瞬間接着剤]・硬化促進剤などの原料）、MOCA（3,3'-ジクロロ-4,4'-ジアミノジフェニルメタン）（ウレタン樹脂硬化剤）の取り扱い者、理容師（毛染め作業者）など	

3. 2次予防（早期発見・早期治療）	
1）前がん・先行・併存病変	膀胱炎、膀胱結石、先天性膀胱欠損、尿路系悪性腫瘍の既往、化学療法・放射線療法の既往など
2）がん検診	なし

[a] WCRF/AICR報告書(2018)、ACS (2019)、IARCモノグラフ、大規模コホート研究（JACC Study）、多目的コホート研究（JPHC Study）などを参考にした

[b] カウデン症候群＝多発性過誤腫症候群＝PTENがん抑制遺伝子が関連した常染色体顕性遺伝性疾患である。消化管に過誤腫性ポリポーシスが主病変であるが、顔面や四肢に丘疹、口腔粘膜に乳頭腫を生ずる。乳房、卵巣、泌尿器系臓器、甲状腺などのがんの合併率が高い。小児慢性特定疾患の1つである

[c] リンチ症候群（遺伝性非ポリポーシス大腸がん[HNPCC]）＝DNAミスマッチ修復機構が欠損した常染色体顕性遺伝性疾患である。大腸がんの生涯リスクが70～80%あり、散発性大腸がんより若年（40代半ば）で発生する。胃、小腸、肝臓、胆管、膵臓、ケラトアカントーマ（皮膚がんの一種）、子宮内膜、卵巣、泌尿器系臓器、脳などの腫瘍リスクも高い

[d] ピオグリタゾン（アクトス）を含む

[e] 染料（芳香族アミン[β-ナフチールアミン、ベンチジンを含む]）工場従業員、染料利用者（染物作業者、織物下絵描き）など

ほぼ確実な予防要因はありません。

　職業性要因は染料工場（染物作業者）、ゴム工場、皮革業、繊維工場などの従事者、トルイジン類（メチルアニリン、アミノメチルベンゼン）（染料、シアノアクリレート系接着剤［いわゆる瞬間接着剤］・硬化促進剤などの原料）、MOCA（3,3′-ジクロロ-4,4′-ジアミノジフェニルメタン）（ウレタン樹脂硬化剤）の取り扱い者、理容師（毛染め作業者）などです。

　前がん・先行・併存病変には膀胱炎、膀胱結石、先天性膀胱欠損、尿路系悪性腫瘍の既往、化学療法・放射線療法の既往などが含まれます。

　がん検診は実施されていません。

喫煙は膀胱がんもひきおこす

皮膚から感染する寄生虫関連がん

経皮感染は皮膚・粘膜を介した病原体伝播様式です。病原微生物（ウイルス、細菌、スピロヘータ、寄生虫を含む）に感染した動物・昆虫に咬まれる感染（刺咬感染・咬創感染）、創傷部位から病原体が侵入する感染（刺傷・創傷部感染）がある。

　経皮感染する寄生虫（原虫）関連がんには肝内胆管がん（日本住血吸虫）、膀胱がん（ビルハルツ住血吸虫）がある。いずれも中間宿主は淡水巻貝です。

　ナイル河流域にみられる膀胱がんは、ビルハルツ住血吸虫によるものです。ピラミッド観光に行かれた時、ナイル河で泳ぐとか、泥遊び、泥パックなどは控えてください。さもなくば、ワニに食われるか、ビルハルツ住血吸虫に咬まれ、「ナイルに死す」ことになります。

4-18. 骨髄性白血病の1次予防と2次予防

血液細胞は骨髄の造血幹細胞から産生されるが、まず、骨髄系幹細胞とリンパ系幹細胞に分化する。骨髄系幹細胞から赤血球、血小板、白血球の顆粒球（好酸球、好塩基球、好中球）と単球（マクロファージ）が作られ、リンパ系幹細胞からは白血球のリンパ球（B細胞［形質細胞］、NK細胞、T細胞）が作られます。

　骨髄芽球が悪性化したものが急性骨髄性白血病であり、造血幹細胞が腫瘍化したものは慢性骨髄性白血病です。正常な赤血球、血小板、白血球が減少し、貧血、出血傾向、免疫力低下などが生ずる。

　家族性（遺伝性）腫瘍症候群にはダウン症候群、ファンコニ貧血、ブルーム症候群、毛細血管拡張性運動失調症（アタキシア・テランギエクターシス）、神経線維腫症1型（NF1）（フォンレックリングハウゼン病）、リ・フラウメニ症候群などがあります。

　骨髄性白血病のリスク要因にはタバコ、化学物質曝露（ベンゼン、農薬など）、化学療法剤（抗がん剤［メルファランなど］を含む）、放射線（X線）曝露（診断、治療照射）があります。予防要因はありません。

　職業性要因はベンゼン曝露、放射性物質曝露（X線、ラドンなど）です。

　前がん・先行・併存病変には再生不良性貧血、骨髄異形成症候群（MDS）があります。

　がん検診は実施されていません。

表4-18. 骨髄性白血病の1次予防と2次予防[a]

1. 宿主要因

家族性（遺伝性）腫瘍症候群	ダウン症候群[b]、ファンコニ貧血[c]、ブルーム症候群[d]、毛細血管拡張性運動失調症（アタキシア・テランギエクターシス）[e]、神経線維腫症1型（NF1）（フォンレックリングハウゼン病）[f]、リ・フラウメニ症候群[g]など

2. 1次予防（発生予防）

1）生活習慣要因	リスク要因	予防要因
	タバコ	
	化学物質曝露（ベンゼン、農薬など）	
	化学療法剤（抗がん剤を含む）	
	放射線（X線）曝露（診断、治療照射）	
2）職業性要因	ベンゼン曝露、放射性物質曝露（X線、ラドンなど）	

3. 2次予防（早期発見・早期治療）

1）前がん・先行・併存病変	再生不良性貧血、骨髄異形成症候群（MDS）
2）がん検診	なし

4. 他の特記事項

1）高周波電磁界曝露（電子レンジ、スマホなど）による健康影響は明確でない

[a] WCRF/AICR報告書(2018)、ACS (2019)、IARCモノグラフ、大規模コホート研究（JACC Study）、多目的コホート研究（JPHC Study）などを参考にした

[b] ダウン症候群＝染色体異常疾患でもっとも多い。21番染色体が3本複製異常（トリソミー）が原因とされる。身体異常（発育遅延、心臓異常、難聴、視覚障害、甲状腺機能低下、肥満など）、精神発達の遅延などがあり、感染症にかかりやすく、精巣がん、急性骨髄性白血病を生じやすい。出世前診断（染色体異常・遺伝子異常検査、超音波検査など）が可能である

[c] ファンコニ貧血＝染色体脆弱性を背景にした進行性汎血球減少症であり、骨髄異形成症候群や白血病などへの移行がある。口腔・咽頭・喉頭がんのハイリスク群であり、指定難病の1つでもある

[d] ブルーム症候群＝ゲノム不安定性を背景にBLM遺伝子異常をともなう常染色体潜性遺伝性疾患である。小柄な体型、日光過敏性紅斑、内分泌系疾患（糖尿病を含む）、免疫不全、不妊を特徴とし、造血器腫瘍（白血病、リンパ腫）を高率に合併する。小児慢性疾患の1つである

[e] 毛細血管拡張性運動失調症（アタキシア・テランギエクターシス）＝DNA損傷修復に関わるATM遺伝子異常をともなう常染色体潜性遺伝子疾患である。進行性運動失調症、免疫不全症、内分泌異常症、放射線高感受性、毛細血管拡張などがあり、高頻度の腫瘍発生（造血器腫瘍[白血病、リンパ腫]を含む）を特徴とする。指定難病の1つである

[f] 神経線維腫症1型（NF1）（フォンレックリングハウゼン病）＝多発性カフェ・オ・レ斑、腋窩・そけい部の雀卵斑様色素斑、多発性・散在性皮膚神経線維腫を特徴とする常染色体顕性遺伝性疾患である。膵がんリスクも上昇

[g] リ・フラウメニ症候群＝TP53がん抑制遺伝子が関連する常染色体顕性遺伝性疾患である。食道がん、胃がん、大腸がん、膵がん、肺がん、乳がん、精巣がん、腎がん、メラノーマ、神経系がん、内分泌がん、結合組織腫瘍、白血病など多彩な腫瘍を併存する

4-19. リンパ性白血病、リンパ腫（ホジキンリンパ腫、非ホジキンリンパ腫）の1次予防と2次予防

リンパ性白血病、リンパ腫はリンパ芽球が腫瘍化したものです。

　リンパ性白血病は骨髄、末梢血に腫瘍リンパ球があらわれ、悪性リンパ腫（ホジキンリンパ腫、非ホジキンリンパ腫）はリンパ節・節

表4-19. リンパ性白血病、リンパ腫（ホジキンリンパ腫、非ホジキンリンパ腫）の
1次予防と2次予防[a]

1. 宿主要因		
家族性(遺伝性)腫瘍症候群	ブルーム症候群[b]、毛細血管拡張性運動失調症（アタキシア・テランギエクターシス）[c]	

2. 1次予防（発生予防）		
1）生活習慣要因	リスク要因	予防要因
	EBV[d]感染	
	HCV[e]感染	
	HIV[f]感染	
	ピロリ菌[g]感染	
	農薬曝露	
	放射線曝露（診断、治療照射）	
2）職業性要因	放射線曝露	

3. 2次予防（早期発見・早期治療）		
1）前がん・先行・併存病変	自己免疫疾患（シェーグレン症候群、橋本病など）	
2）がん検診	なし	

[a] WCRF/AICR報告書(2018)、ACS (2019)、IARCモノグラフ、大規模コホート研究（JACC Study）、多目的コホート研究（JPHC Study）などを参考にした

[b] ブルーム症候群＝ゲノム不安定性を背景に*BLM*遺伝子異常をともなう常染色体潜性遺伝性疾患である。小柄な体型、日光過敏性紅斑、内分泌疾患（糖尿病を含む）、免疫不全症、不妊を特徴とし、造血器腫瘍（白血病、リンパ腫）を高率に合併する。小児慢性疾患の1つである

[c] 毛細血管拡張性運動失調症（アタキシア・テランギエクターシス）＝DNA損傷修復に関わる*ATM*遺伝子異常をともなう常染色体潜性遺伝子疾患である。進行性運動失調症、免疫不全、内分泌異常症、放射線高感受性、毛細血管拡張などがあり、高頻度の腫瘍発生（造血器腫瘍［白血病、リンパ腫］を含む）を特徴とする。指定難病の1つである

[d] エプスタイン・バーウイルス。鼻（上）咽頭がん、単核白血球増加症も生ずる

[e] C型肝炎ウイルス

[f] ヒト免疫不全ウイルス＝エイズウイルス

[g] ピロリ菌感染は胃がんの原因であるが、胃マルトリンパ腫（節外性B細胞リンパ腫）（粘膜関連リンパ組織型節外性辺縁帯リンパ腫）、特発性血小板減少性紫斑病（ITP）とも関連が深い

外に腫瘍を形成するものです。急性リンパ性白血病の発生は2峰性（小児と高齢者に多い）ですが、悪性リンパ腫は高齢者に多い。

家族性（遺伝性）腫瘍症候群にはブルーム症候群、毛細血管拡張性運動失調症（アタキシア・テランギエクターシス）があります。

リンパ性白血病・リンパ腫のリスク要因はEBV感染、HCV感染、HIV感染、ピロリ菌感染、農薬曝露、放射線曝露（診断、治療照射）です。予防要因はありません。

職業性要因は放射線曝露です。

前がん・先行・併存病変には自己免疫疾患（シェーグレン症候群、橋本病など）があります。

がん検診は実施されていません。

解説メモ　がん化学療法

がん研究者・医療者の夢は予防薬・予防方法、治療薬・治療方法を発見することです。

著効する多くの治療薬が開発されています。かつて、小児急性リンパ芽球性白血病の5年生存率は10％未満だったが、CAR-T（カーティ）細胞療法（キメラ抗原受容体T細胞療法）が処方され、今日、寛解率は90％以上です。

開発費、需要（疾病のプリーバレンス）とのアンバランスから、薬価がきわめて高いのが頭痛の種です。CAR-T細胞療法は1回で済むが、約3,000万円かかります。オプジーボは、当初、メラノーマ治療薬として承認されたが、他がん（非小細胞肺がんを含む）へ適応拡大、薬価切り下げがあり、年間の治療費は1,500万円となっています。なお、もっとも高価な薬は脊髄性筋萎縮症に処方されるゾルゲンスマです。1患者当たり1億6,700万円する。現在、保険適用され、高額医療費制度の対象になっています。

解説メモ がん化学予防

一方、化学予防薬の状況はさみしい。確実・ほぼ確実とされるものは少ない。アスピリン（非ステロイド性抗炎症薬[NSAIDs][1897年開発]）（COX-1阻害薬）、COX-2阻害薬が大腸腺腫・がん予防剤ないし治療補助剤として提案されています。その他、ウルソ（ウルソデオキシコール酸）（胆汁分泌促進剤）による大腸がん予防、糖尿病治療薬メトホルミン（糖新生抑制作用、インスリン抵抗性改善作用、腸内細菌叢改善作用）による大腸がん、膵臓がん、乳がんなどの予防、タモキシフェン（アロマターゼ阻害薬）による乳がんの予防、避妊薬による卵巣がんの予防、フィナステリド（抗アンドロゲン剤）による前立腺がんの予防、レチノイン酸（非環式レチノイド）による急性前骨髄球性白血病、肝がんの再発予防なども候補です。

降圧剤の一種で血管増殖抑制作用を有するACE-I（アンジオテンシン変換酵素阻害剤）、ARB（アンジオテンシン受容体拮抗剤）にはプロモーション制御作用、プログレッション抑制作用があり、大腸がんのリスク低減効果が期待される。

がん予防薬開発のいっそうの進歩が望まれます。

4-20. 成人T細胞白血病・リンパ腫（ATL/ATLL）の1次予防と2次予防

ATL/ATLL はHTLV-I感染Tリンパ球ががん化したものです。末梢血に腫瘍T細胞が認められる病態がATL、リンパ節・節外に腫瘍形成があるのはATLLです。

家族性（遺伝性）腫瘍症候群はありません。

感染はHTLV-I感染リンパ球を含む体液（血液、母乳、唾液、精液、膣液など）を介しておこる。垂直感染（母乳感染がメインですが、胎内[経胎盤]感染、産道感染[経頸管感染も含む]もある）および水平

表4-20. 成人T細胞白血病・リンパ腫（ATL/ATLL）の1次予防と2次予防

1. 宿主要因		
家族性(遺伝性)腫瘍症候群　なし		

2. 1次予防（発生予防）		
1）生活習慣要因	リスク要因	予防要因
	HTLV-I[a]感染	
	タバコ	
2）職業性要因	なし	

3. 2次予防（早期発見・早期治療）		
1）前がん・先行・併存病変	前ATL（くすぶり）状態	
2）がん検診	なし	

[a] Human T-lymphotropic virus type I

感染（輸血、注射器・注射針の使い回し、性行為感染[STIs]など）があります。ATLには家族集積性があるが、遺伝性疾患ではない。

　ATL/ATLLのリスク要因は成人T細胞白血病ウイルス1型（HTLV-I）感染、タバコです。予防要因はありません。

　職業性要因もありません。

　前がん・先行・併存病変には前ATL（くすぶり）状態があります。

　がん検診は実施されていません。

4-21. ATLミニ物語

ATLとHTLV-I関連の他疾患

1977年高月清博士、内山卓博士らは、異常大型Tリンパ球（特徴的核分葉を持ち、花細胞と呼ばれる）の出現、リンパ節腫脹、肺病変、消化管病変（肝脾腫を含む）、皮膚病変（皮膚紅斑・皮下腫瘤を含む）、高カルシウム血症、骨病変、免疫力低下などさまざまな症状

を呈し、地域集積性（九州南部偏在）を有するATL/ATLLという新しい疾患概念を提案した。病型には急性型、慢性型、リンパ腫型、くすぶり型がある。

　前述のように、ATLはウイルス（ATLV）（後にHTLV-Iと改称）感染が原因です。抗ATLA抗体（後に抗HTLV-I抗体）陽性であり、HTLV-I（RNAウイルス）は逆転写酵素でDNAとなり、腫瘍細胞にHTLV-Iのモノクローナル組み込みがあり、血液細胞表面マーカーCD4陽性Tリンパ球が認められる。

　新しい疾病名、病原菌などは発見者に命名権がある。高月清博士らは高月病と提唱できたが、成人T細胞白血病とされた。なお、日本人の名前がついた疾病名には、高安病（高安動脈炎［脈なし病］）、橋本病（慢性甲状腺炎）、川崎病（小児急性熱性皮膚粘膜リンパ節症候群［MCLS］）などがある。

　1986年に納光弘博士、井形昭弘博士らによって、HTLV-I関連脊髄症（HAM［外国ではTSPと呼ばれる］）（両下肢の麻痺、歩行困難、しびれ感、排尿困難や便秘などの症状がある）が報告された。1992年には望月學博士らによってHTLV-Iブドウ膜炎（HU）が記述されています。

HTLV-I感染からATL発症機序

ATLも他がんと同様に多要因・多ヒット・多段階で生ずる（岡本尚博士ら）。松岡雅雄博士らの総説などを参考にすると、長期間（50年以上）HTLV-I慢性感染状態が続き、細胞性免疫が疲弊してウイルス量が増え、エピジェネティクスの影響を受け、ウイルスのがん遺伝子（*Tax*遺伝子を含む）が活性化され、宿主要因のエイジング、多分、環境要因（喫煙を含む）が呼び水となり、遺伝子変異の蓄積、修復機構の破綻、アポトーシス阻害などがあり、HTLV-I感染T細胞の腫

瘍化・異常増殖がおこる。

ATLウイルスの発見と呼称

ウイルスの発見は、まず、三好勇夫博士らがATL腫瘍細胞の培養株
（MT-1、MT-2）を樹立したことに始まる。1981年日沼頼夫博士ら
はATLウイルスであるATLVを同定した。1983年清木元治博士、吉
田光昭博士らはプロウイルスゲノム1次構造を決定した。

　1980年アメリカ国立衛生研究所のギャロ，R.C.（米国医学界・ウ
イルス学会のドン）らは、カリブ海黒人皮膚T細胞リンパ腫（菌状息
肉症）患者からレトロウイルス（逆転写酵素を持つウイルス）を分離
した（Poiesz, B.J. et al. 1980）。日をおかず、それはATLVと同一
であることが分かった。

　日沼頼夫博士が同席しない1983年の国際会議において、ATLV
発見者の先取権への配慮はされず、ギャロの意見に沿いHTLV-Iと
することに決まった。このエピソードは下山正徳博士の報文に詳し
い。

　ギャロらはフランスパスツール研究所モンタニエ，L.らが1983年
秋に発見したHIV（エイズウイルス）を譲り受け、1984年春、最初に
発見したかのように報告した。モンタニエの論駁、フランスと米国の
論争、米国ジャーナリズムによる検証がなされ、ギャロらのウイルス
は、モンタニエらのものと相同性が高く、データ剽窃があばかれた。
天知地知我知子知。2008年ノーベル生理学・医学賞はモンタニエ
グループに授与された。

余聞余話　**ノーベル賞を狙うなら2、3流誌でよい**

ノーベル賞は5分野（物理学、化学、生理学・医学、文学、平和）＋1分野（経
済学）で顕著な業績を挙げた人物・グループに贈られる。

研究分野のものは独創的、創造的であり、優先性が高い（人類生態系保全への貢献が大きい）ことは言うまでもなく、世界最初の報告（日本の学会の場合、英文抄録が必須である）でなければならない。1日でも遅れたら二番煎じとなる。

世界の人々が読める言語雑誌（英文誌を含む）への掲載が不可欠である。研究者はだれでもトップジャーナルに発表したいが、一流誌・週刊誌は査読が厳しく、採択率が10％未満である。掲載を急ぐなら、2〜3流誌でよい。

フルペーパーでなく短報でもよい。ワトソン，J.D.とクリック，F.H.C.はDNA二重らせん構造解析によりノーベル賞を受賞したが、その論文はNature誌のA4サイズ2ページ（ネット1ページ）のレターである。革新的研究であり、参考文献も6編と少ない。

世界には同じ考えを持つ研究者が3人いる。例えば、A研究者が某誌に投稿したとしよう。査読者に3人のうちの1人B科学者が選ばれると、素晴らしい研究であればあるほど、香具師・悪魔の心が頭をもたげ不正行為がおこりうる。B科学者はA研究者に無理難題をふっかけ、改稿に手間取らせ、その間にアイデア、ネタ、方法を盗用し、世界初の報告を捏造できる。

余聞余話 **教授は論文数で決まる**

「白い巨塔」にみられるとおり、昔の教授選ではカネが動いた。もし、情実がなければ、論文数の多い候補者を選んだ。束にした論文を扇風機で飛ばし、一番近くに落ちた研究者を第1候補とした。言うまでもなく、ブラックジョークであるが、一面今日でも正しい。インパクトファクター（影響度）ないしサイテーションインデックス（引用度）の高い論文があれば申し分ない。しかし、これでは論文執筆には長ずるが、手術が下手な外科の教授が選ばれうる。

今日、研究業績・グラント獲得だけでなく、教育実績、大学・教室管理・運営、国際貢献、地域・社会寄与の5Kが評価され、臨床系ならクリニカル経験・手術実績なども包括的にチェックされる。もちろん、コミュニケーション能力を評価すべくプレゼンテーションも求められる。

感染宿主と感染経路の研究

田島和雄博士は悪性リンパ腫全国調査に参画し、ATLの国内分布を調べ、HTLV-I感染ルートの究明を行なった。沖縄、五島列島、対馬、四国南西部、北海道などにATL患者の地域集積性を観察し、家族内感染（垂直感染）（母親→子ども）、夫婦間感染（水平感染）（特に、夫→妻）の感染ルートを報告した。これは大河内一雄博士らが輸血血液を用いて実験室的研究で明らかにしたHTLV-I感染様式と符合した。すなわち、HTLV-I感染は血液（輸血、使い回し注射器・注射針を含む）および体液（母乳、唾液、精液、膣液を含む）中でリンパ球の細胞間接触で成立することを示すものです。

　園田俊郎博士らとともに、古代民族大移動の仮説をからめ、世界の民族別HTLV-I感染者割合（プリーバレンス）も調べた。カリブ海沿岸、アマゾン熱帯雨林、パタゴニアなど南米先住民の採血調査を行なった。アンデス高地住民に感染者を確認し、古代ミイラ骨髄からプロウイルスDNAを抽出・解析した。日本先住民族アイヌのHTLV-I塩基配列との相同性を認め、モンゴロイド集団が南米アンデス地域へ移動していった可能性を示唆している。

　その後、世界各地で研究が展開され、HTLV-I感染はイヌイット、インディアンなどの古モンゴロイド、メラネシア島嶼人、オーストラリアのアボリジニ、サハラ砂漠南のアフリカやカリブ海のネグロイドにみられ、いわゆる白人（コーカソイド）には少ない。

授乳制限などによる母児感染予防

日野茂男博士らはHTLV-Iが母乳感染することを証明し、授乳制限などによる母児感染予防対策を提案した。母親がキャリアであった場合、断乳ないし人工栄養、母乳凍結保存（マイナス20℃で12時間）、母乳加熱処理（約60℃で30分）、母乳栄養期間の短縮（6ヶ月

未満）などで母児感染を制御（1～5％まで）できる。

　太古から近年まで、HTLV-Iは主に垂直感染（母乳感染、胎内［経胎盤］感染、産道感染［経頸管感染を含む］）で継代されてきた。HTLV-I遺伝子を残すべく、感染宿主を確保し（ATL生涯リスクは5％ほどと低い）、ウイルスとヒトが長期間共存してきた。ウイルスの賢い戦術である。

　HTLV-IはRNAウイルスで変異しやすく、今日まで有効なワクチンは開発されていない。最近、上述の母児感染予防対策が普及し、母児感染率は15～30％程度に低下しています。この感染率では、特段の介入、ワクチン接種をしなくても2～3世代で消え去る。現在、日本に約100万人のキャリアがいるが、賢いウイルスもついに滅びる。

　山野嘉久博士、渡邉俊樹博士らの働きかけにより、2011年から妊婦健康診査の標準的検査項目に、HTLV-1抗体検査が追加されています。

ATLの治療

①化学療法

ATLは化学療法に抵抗し、予後が悪い。標準的治療としてVCAP-AMP-VECP多剤併用療法があります。

　治療前、ATL細胞が増え、正常な血液細胞は減少している。抗がん剤治療を行なうと、骨髄抑制があり、ATL細胞だけでなく、正常な赤血球や血小板、白血球も減少する。日和見感染、肺炎、敗血症などをおこし、吐き気、嘔吐、下痢、口内炎、脱毛も生ずる。

　化学療法だけでは不十分であり、今日、造血幹細胞移植、分子標的薬治療を行なうのが一般的となっています。

②同種造血幹細胞移植

大量の化学療法や全身への放射線照射など移植前処置を行なった後に、ドナーから採取した造血幹細胞（骨髄、末梢血、臍帯血を含む）を移植する方法です。移植前処置を弱めに、免疫抑制は強めに行なうミニ移植法が考案され、治療成績が改善しています（岡村純博士ら、神奈木真理博士ら）。

③分子標的薬治療

ATL 細胞表面には90％以上にケモカイン受容体CCR4が発現しています。この分子をターゲットとする抗体依存性細胞傷害（ADCC）を示す分子標的薬モガムリズマブが開発され、白血病タイプに奏功します（石田高司博士、上田龍三博士ら）。最近、リンパ腫タイプに対してもエピジェネティック治療薬により生存率が上がっています（戸谷治仁博士、近藤豊博士、飯田真介博士ら）。

④緩和ケア

患者さん一人ひとりの QOL（生活の質、生命の質、人生の質）の維持・改善を目的とし、がんにともなうさまざまな身体的苦痛を和らげ、パートナーや家族と気持ちが通い合う環境を整え、メンタル・スピリチュアルな癒し、トータルペイン（全人的苦痛）のケアがなされています。

　以上、ATL の発見から治療までを含めミニ物語としました。疾病の定義、HTLV-I関連他の疾患、ウイルスの発見、ゲノムの決定、感染宿主の民族特異性、感染経路、感染予防対策、治療法など、すべてを日本人研究者・臨床家が明らかにした。いずれも素晴らしいものです。

なお、日沼頼夫博士にはATLVを発見した功績に対して、2009年に文化勲章が授与されています。

第5章
スクリーニング

本章では、スクリーニングの概要と意義、検査（テスト）の感度、特異度、陽性反応的中度、検査のカットオフ値（基準値）（COP）、検査の正確度、テストパフォーマンス・判別力の比較、スクリーニングでみられるバイアス、スクリーニングの適格基準、スクリーニングの有効性評価、がん検診—N市の場合、がん病期（ステージ）別5年相対生存率、がん検診のプロセス評価などについて述べます。

スクリーニングとは

スクリーニングは特異的症状のない時点で疾病（疾病を持っている可能性）のふるい分け（選り分け）検査を行ない、精密検査（確定診断）、早期発見・早期治療につなげ、当該疾病（および全死因）死亡を回避し、先送りし、生存期間の延伸をめざすものです。

検査の感度、特異度、陽性反応的中度

感度＝ゴールドスタンダードで疾病ありと確定診断されたケース中のテスト陽性の割合＝疾病ありを疾病ありとする（真陽性[TP]）確率＝

$$\frac{真陽性[TP]}{真陽性[TP] ＋ 偽陰性[FN]}$$

なお、偽陰性確率＝1−感度です。

特異度＝ゴールドスタンダードで疾病なしと確定診断されたケース中のテスト陰性の割合＝疾病なしを疾病なしとする(真陰性[TN])確率＝

$$\frac{真陰性[TN]}{真陰性[TN] + 偽陽性[FP]}$$

なお、偽陽性確率＝1－特異度です。

陽性反応的中度＝テスト陽性中の疾病ありの確率＝

$$\frac{真陽性[TP]}{真陽性[TP] + 偽陽性[FP]}$$

陽性反応的中度はテストの正確度(感度、特異度)だけでなく、疾病有病割合(プリーバレンス)に比例して高くなります。なお、疾病ピックアップに重きをおく場合、陽性反応的中度が陰性反応的中度より重要です。

表5-1. 検査評価のための2×2表

		確定診断 (ゴールドスタンダード)	
		疾病あり	疾病なし
検査	陽性	TP 真陽性	FP 偽陽性
	陰性	FN 偽陰性	TN 真陰性

検査のカットオフ値（基準値）（COP）

検査の感度、特異度はカットオフ値（COP）に左右され、感度と特異度はトレードオフの関係にある。検査高値が疾病ありを示唆するテストの場合、COPを上げると感度が下がり、特異度は上がります。逆に、COPを下げると感度が上がり、特異度は下がります。

図5-1. 検査のカットオフ値[1]

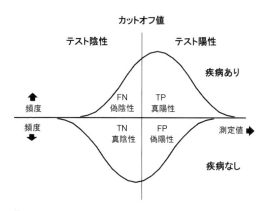

[1] 三宅一徳. 基準値（基準範囲）とカットオフ値の考え方. 日内科誌. 2005;94:2467-72.

　感度を縦軸、1−特異度を横軸にとり、受信者動作（操作）特性曲線（ROC）を描き、ROCの積分値（曲線下面積）（AUC）でテストパフォーマンスを評価する。多くの場合、AUCが最大になる点をCOPとします。

図5-2. 受信者動作特性曲線（ROC）と曲線下面積（AUC）

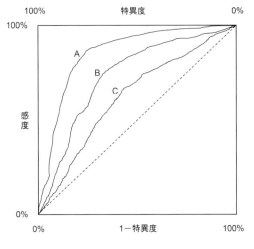

A: テストパフォーマンス＝優
B: テストパフォーマンス＝良
C: テストパフォーマンス＝可

検査の正確度、テストパフォーマンス・判別力の比較

検査がいくつかある場合、どのテストを採用するかを判断しなければなりません。

　カーブAは判別力が優れたテストであり、カーブCは劣るテストです。経験的には、AUCが1〜0.8、0.8〜0.7、0.7〜0.6であれば、それぞれ優、良、可のテストパフォーマンスと評価されます。対角線の破線ライン（AUC＝0.5）はコイントスの確率であり、判別力がない検査です。

解説メモ　条件付き相対オッズ比（クロール［CROR］）

鈴木貞夫博士らは、テスト優劣の検証のために感度、特異度のオッズ比に

基づく条件付き相対オッズ比（CROR）を提案しています。2検査間であれば、検査A、検査Bのオッズ比を求め、CRORを計算し、両検査の正確度、テストパフォーマンスを比較する。

　小さな発想を端緒にしたものですが、もっと利用されるべき指標だと考えられます。

スクリーニングでみられるバイアス

①セルフセレクションバイアス（自己選択バイアス）
がん検診受診者は、健康志向が高いというバイアスです。

②オーバーダイアグノーシスバイアス（過剰診断バイアス）
がんでないケース（上皮内がんを含む）がスクリーニングされるバイアスです。

表5-2. スクリーニングでみられるバイアス

セルフセレクションバイアス	自己選択バイアス、ヘルシースクリーニーバイアス
	例：健康意識の高い方が検診を受けること
オーバーダイアグノーシスバイアス	過剰診断バイアス
	例：がんでないケース（上皮内がんを含む）がスクリーニングされること
レンクスバイアス	病状経過が緩徐ながん（ラテントがん［おとなしい低リスクがん］を含む）がスクリーニングされやすいバイアス
	例：検診でみつかるがんは、進行がスローで予後がよいこと。隆起性胃がんは発見されやすく、進行が緩徐で予後が比較的よい。一方、びまん性胃がんは発見されにくく、進行が速く予後が悪い
リードタイムバイアス	リードタイム（有症状発見時年齢－無症状［検診］発見時年齢）の分だけ生存期間が長いことに関わるバイアス
	例：観察開始時点（例えば、症状発現時点）を合わせ生存期間を比較すると、差が認められないこと

③レンクスバイアス

病状経過が緩徐ながん（ラテントがん［おとなしい低リスクがん］を含む）がスクリーニングされやすいバイアスです。

④リードタイムバイアス

リードタイム（有症状発見時年齢−無症状［検診］発見時年齢）の分だけ生存期間が長いことに関わるバイアスです。

スクリーニングの適格基準

スクリーニングの適格基準には、以下のような疾病要件、検査要件、社会経済的側面、倫理的側面が考えられます。

表5-3. スクリーニングの適格基準[1]

項目	基準
疾病要件	相当の罹患率・有病割合であり、優先性の高い疾病であること 一定の致命率であり、重要な健康課題であること 相当の有病期間があり、早期発見・早期治療効果が期待できること 確定診断法、効果的な治療法があり、医療機器・施設があること
検査要件	相当の正確度（感度、特異度）があること 一定の有効性（致命率・死亡率の低減、生存期間の延伸）があること
社会経済的側面	検査が社会的に受容され、継続できること リスク対ベネフィット、費用対便益、費用対効果、費用対効用分析で、リスクよりベネフィット、コストより便益、効果、効用が優ること
倫理的側面	個人情報が守秘されていること 身体的危害がないか、あっても軽微であること 偽陰性（診逃し、医療訴訟を内包）への対応、偽陽性（診過ぎ、負のラベリング効果）への配慮がされ、インフォームドコンセントが入手されていること

[1] Wilson JMG, Jungner G. Principle and Practice of Screening for Disease. WHO, Geneva, 1968.を引用改変

①疾病要件

相当の罹患率・有病割合であり、優先性の高い疾病であること、一定の致命率であり、重要な健康課題であることに加え、相当の有病期間があり、早期発見・早期治療効果が期待でき、確定診断法、効果的な治療法があり、医療機器・施設があることです。

②検査要件

相当の正確度（感度、特異度）であり、一定の有効性（致命率・死亡率の低減、生存期間の延伸）があることです。

③社会経済的側面

検査が社会的に受容され、継続可能であり、リスク対ベネフィット、費用対便益、費用対効果、費用対効用分析でリスクよりベネフィット、コストより便益、効果、効用が優ることです。

④倫理的側面

個人情報の守秘がなされ、身体的危害がないか、あっても軽微であり、偽陰性（診逃し、医療訴訟を内包）への対応、偽陽性（診過ぎ、医原病［負のラベリング効果］を含む）への配慮がされ、インフォームドコンセントが入手されていることです。

スクリーニングの有効性評価

有効性評価は生態学的研究、症例対照研究、コホート研究、RCTなどによって行ない、当該がん（ないし全死因）の死亡率低下、生存期間の延伸がみられるか否かを検証します。

　まず、生態学的研究（エコロジカル・スタディ）、コホート研究が想

起される。前者では検診受診率の高い地域・職域 vs 低い地域・職域の死亡率を比較します。後者では検診受診集団(コホート)、未受診集団をトレースし、両群間での死亡率、生存期間の比較を行なう。いずれも、前述のスクリーニングにおけるバイアスの呪縛から逃れることができない。

表5-4. 厚労省研究班によるがん検診有効性評価ガイドラインのまとめ[1]

がん	対象者	検査	死亡率低下の証拠	推奨の証拠[2]	対策型検診(住民検診など)	任意型検診(人間ドックなど)
胃がん	40歳以上の男・女(ただし、胃内視鏡検査は50歳以上)	胃X線検査	あり	B	推奨する	推奨する
		胃内視鏡検査				
		ペプシノゲン法、ヘリコバクターピロリ抗体あるいはその併用法	不十分	I	推奨しない	実施に当たっては適切な説明が必要
大腸がん	40歳以上の男・女	便潜血検査(免疫法)	あり	A	推奨する	推奨する
		全大腸内視鏡検査		C	推奨しない	実施に当たっては適切な説明が必要
		S状結腸内視鏡検査				
		S状結腸内視鏡検査と便潜血検査併用法				
		注腸X線検査				
		直腸(指)診	なし	D		推奨しない
肺がん	40歳以上の男・女	非高危険群に対する胸部X線検査、高危険群に対する胸部X線検査と喀痰細胞診併用(ただし、二重読影、比較読影が必要)	あり	B	推奨する	推奨する
		低線量胸部CT検査	不十分	I	推奨しない	実施に当たっては適切な説明が必要
乳がん	40~74歳の女性	マンモグラフィ単独法	あり	B	推奨する	推奨する
	40~64歳の女性	マンモグラフィと視触診併用法				
	40歳未満の女性	マンモグラフィ単独法およびマンモグラフィと視触診併用法	不十分	I	推奨しない	実施に当たっては適切な説明が必要
子宮頸がん	20歳以上	細胞診(従来法・液状検体法)	あり	A	推奨する	推奨する
		HPV検査単独方法				
		細胞診・HPV検査併用法		C	条件付き実施可	条件付き実施可
前立腺がん	50歳以上	PSAテスト	不十分	I	推奨しない	実施に当たっては適切な説明が必要
		直腸(指)診				

[1] 国立がん研究センター社会と健康研究センター. がん検診の有効性評価. 引用改変
http://canscreen.ncc.go.jp/assessment/index.html
[2] A, B: 利益が不利益を上回る C: 利益と不利益が拮抗している D: 不利益が利益を上回る I: 証拠不十分

バイアスを完全にコントロールしたデザインRCTが推奨される。言うは易く行なうは難し。わが国ではがん検診の有効性評価をしたRCTはない。

バイアスが取り除かれているわけではないが、次善の策として症例対照研究がある。費用対効果などの観点からRCTよりましかも知れない。本邦では症例対照研究を用いて胃がん、大腸がん、肺がん、子宮頸がん検診の有効性評価がなされている。5つの対策型がん検診は諸外国において実施されたRCT、日本で行なわれた症例対照研究のアウトカムが根拠です。

なお、有効な検診がある場合、それを実施せず、新しい検査を試みることは許されない。今日、展開中の検診を比較群とする非劣性試験が提案されている。

がん検診 ── N市の場合

胃がん検診

40歳以上で胃X線直接撮影を希望する方には、各区保健センターもしくは協力医療機関において1回/年、50歳以上で胃内視鏡検査を希望する方には、協力医療機関において1回/2年の検診が実施されています。

かかりつけの病院・ドクターに相談すれば、ピロリ菌感染検査、ペプシノゲンマーカーを組み合わせたABC検診を受けられます。ペプシノゲンI（PGI）とペプシノゲンII（PGII）を測定のうえ、PGI/PGIIを計算して、前がん病変である慢性萎縮性胃炎の有無を調べるものです。

ピロリ菌検査には内視鏡を用いない方法（尿素呼気試験、血中・尿中ピロリ菌抗体法、便中抗原法）、内視鏡を用いる方法（迅速ウレアーゼ試験、鏡検法、培養法）があります。

表5-5. 胃がんの ABC 検診[1]

		ピロリ菌テスト	
		陰性	陽性
ペプシノゲン検査	陰性	A タイプ	B タイプ
	陽性	C1 タイプ	C2 タイプ

Aタイプ： 健康な胃粘膜。胃がんの可能性は低い
Bタイプ： 消化性潰瘍に留意。低率ながら、胃がんの可能性あり
Cタイプ： 胃がんの高危険群。定期的(1回/2年)検診が必要
　C1タイプ： 現在、ピロリ菌陰性(ヒットエンドランタイプ)＋慢性萎縮性胃炎
　C2タイプ： 現在、ピロリ菌陽性＋慢性萎縮性胃炎
[1] Miki K, Morita M, Sasajima M, et al. Usefulness of gastric cancer screening using the serum pepsinogen test method. Am J Gastroenterol. 2003;98:735-9. 引用改変

　尿素呼気試験がスタンダードですが、検査当日絶飲食にすること、検査2週間前から抗菌薬、胃酸分泌抑制剤(PPI)の服用を止めなければなりません。一長一短があるので、主治医に相談してください。

大腸がん検診

40歳以上の方を対象に各区保健センターもしくは協力医療機関において、1回/年、免疫学的便潜血検査(2日法)が行なわれています。
　偽陰性(診逃し＝腺腫[グループ4, 5]もしくはがんであるが、便潜血検査は陰性)、偽陽性(診過ぎ＝痔、大腸憩室、ポリープ・腺腫[グループ1～3]などがあり、便潜血検査は陽性)がある。
　通常の大腸カメラより負担の小さいカプセル内視鏡の効果・効用の評価が試みられています。

肺がん検診

40歳以上の方を対象に各区保健センターもしくは協力医療機関において、1回/年、胸部X線検査、喀痰細胞診(50歳以上で喫煙指数

［ブリンクマン指数＝1日喫煙本数×喫煙年数］が600以上の方）が実施されています。

胸部X線検査には偽陰性（診逃し）が少なからずある。わが国においても低線量胸部CT検査のリスク対ベネフィット、費用対便益、費用対効果、費用対効用の評価が望まれます。

乳がん検診

40歳以上の女性を対象に1回/2年、各区保健センターもしくは協力医療機関において、マンモグラフィ（乳房X線撮影）が行なわれています。

最近、超音波（エコー）検査、マイクロ波検診、おわん型カップ（EVA）検診、サーマルセンシングブラ検診などが提案されています。

認証された検査機器を有する医療機関を受診し、認定された検査技師が撮影し、認定された医師による読影を受けてください。このような条件は乳がんに限らず、他の検診にも当てはまります。

ブレストアウェアネス（日頃から自分の乳房の状態に関心を持って生活すること）が大事です。すなわち、①乳房の形に左右差がある、乳房の表面にくぼみ、えくぼ、ひきつれみたいなものがある、②乳房にしこりがある、③乳頭に異常（ただれ、分泌物を含む）があることに気づいたら（あるような気がしたら）、速やかに専門医を受診しましょう。

子宮頸がん検診

20歳以上の女性を対象に1回/2年、協力医療機関において、子宮頸部擦過細胞診（Papテスト）が実施されています。

自己採取Papテストの評価が行なわれ、医師採取Papテストと同等の正確度がある。また、ハイリスクHPV検査も有用です。

なお、問診上必要とされれば、子宮体がんスクリーニングのために、子宮内膜細胞診が実施されています。

前立腺がん検診

50歳以上の男性を対象に1回/年、協力医療機関において、PSA検査が行われています。

確定診断でがんであるが、PSA値はCOPより低い偽陰性（診逃し）、一方、確定診断でがんではないが、PSA値はCOPより高い偽陽性（診過ぎ、負のラベリング効果）が少なからずあります。

前立腺がんは一般に経過が長く、生命予後が比較的よい。偽陽性が偽陰性より問題とされる。その観点からCOPを上げる提案があります。病理学診断根拠グリーソンスコアの見直しが必要かも知れません。

表5-6. N市のがん検診[1]

検診の種類	がん	対象者	検査項目	受診間隔	実施場所	自己負担額
対策型検診	胃がん	40歳以上(男・女)	問診、胃X線直接撮影	1回/年	各区保健センターもしくは協力医療機関	¥500
		50歳以上(男・女)	問診、胃内視鏡検査	1回/2年	協力医療機関	
	大腸がん	40歳以上(男・女)	問診、免疫学的便潜血検査（2日法）	1回/年	各区保健センターもしくは協力医療機関	¥500
	肺がん	40歳以上(男・女)	問診、胸部X線直接撮影 喀痰細胞診（50歳以上で喫煙指数[2]が600以上の方）	1回/年	各区保健センターもしくは協力医療機関	¥500
	乳がん	40歳以上(女性)	問診、マンモグラフィ（乳房X線撮影）	1回/2年	各区保健センターもしくは協力医療機関	¥500
	子宮頸がん ------------ (子宮体がん	20歳以上	問診、視診、内診、子宮頸部細胞診 ------------------ 子宮内膜細胞診[3]）	1回/2年	協力医療機関	¥500
任意型検診	前立腺がん	50歳以上	問診、PSAテスト	1回/年	協力医療機関	¥500

[1] http://www.city.nagoya.jp/kurashi/category/8-4-7-15-1-0-0-0-0-0.html
[2] 喫煙指数（ブリンクマンインデックス）＝喫煙本数（/日）×年数
[3] 子宮頸がん検診の問診で、子宮内膜細胞診が必要と考えられた場合に実施される

がん病期（ステージ）別5年相対生存率

主ながんの病期（ステージ）別5年相対生存率を参照すると、すべてのがんで病期（ステージ）1の生存率が高く、ステージが進行するほど低下する。特に、1期生存率の低いがんは1次予防の研究進歩が期待される。1期生存率vs 4期生存率の比が大きいがん、4期生存率が低いがんに対しては検診受診が勧奨される。

　肝がん、膵がんに対する対策型検診はない。1期であっても生存率がそれぞれ62％、43％と低い。肝臓はサイレント臓器と言われます。自覚症状がなくても、一生に1回、なるべく若いうちにHBV、HCV検査を受けることです。

　一方、膵がんは今のところ1次予防だけでなく、2次予防も困難ながんです。リスク要因・予防要因の研究が進み、正確度の高い検査の開発が望まれます。

図5-3. 主ながんの病期別5年相対生存率[1]

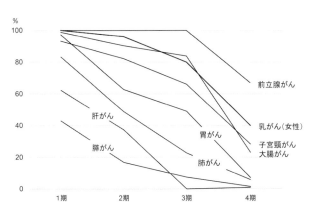

[1] 国立がん研究センターがん情報サービス. がん登録・統計
https://ganjoho.jp/reg_stat/statistics/stat/summary.html

がん検診の死亡率(致命率)には生命表の考え方が適用されます。

　生存率は、生存数÷当初の患者数であり、1−致命率です。一方、致命率は、死亡数÷当初の患者数であり、1−生存率です。

　一定期間後の実測生存率(例えば、5年生存率)は、(当初の患者数−一定期間内[5年間]の死亡者数)を当初の患者数で割ったもの、つまり、一定期間後の生存者数÷当初の患者数です。

　相対生存率は、一定期間後の生存者数を(当初の患者数×一定期間後の全人口の生存率)で割ったものです。

　すなわち、一定期間後の実測生存率÷期待生存率です。

がん検診のプロセス評価

住民がん検診のデータによれば、対策型がん検診受診率は肺がん(約43%)を除き、胃がん、大腸がんで30%台であり、乳がん(女性)で30%/年、36%/2年、子宮頸がんで28%/年、36%/2年と低い。2次検査(精検)受診率は胃がん、肺がん、乳がん(女性)で80%台であるが、大腸がんで69%、子宮頸がんで75%と低い。

　乳がん検診受診率が低いのはマンモグラフィの圧痛も関わっており、痛みのない検査の開発が望まれる。大腸がん精検受診率、子宮頸がん検診および精検受診率が低いことには羞恥心の関与が考えられ、国民の啓発が必要です。「聞くは一時の恥、聞かぬは一生の恥」ならぬ、「受診は一時の羞恥、不受診は一生の禍根」と言えます。

　がん死の回避にはがん発生1次予防だけでなく、がん2次予防(がん検診および精検受診)のいっそうの普及が重要です。

表5-7. がん検診プロセス指標（住民検診）[1~3]

	胃がん （男女計）	大腸がん （男女計）	肺がん （男女計）	乳がん （女性）	子宮頸 がん
がん検診受診率[4]					
過去1年間の値	38.4	39.1	43.3	29.7	28.3
過去2年間の値				36.2	35.6
要精検率[5]	7.54	7.64	1.94	6.46	1.94
精検受診率[6]	81.74	68.51	82.65	87.92	75.42
がん発見率[7]	0.13	0.23	0.05	0.30	0.04
陽性反応的中度[8]	1.79	3.05	2.79	4.70	1.81

[1] 国立がん研究センターがん情報サービス. がん検診の都道府県別プロセス指標
https://ganjoho.jp/reg_stat/statistics/stat/process-indicator.html

[2] 国立がん研究センターがん情報サービス. がん検診に関する統計データ
https://ganjoho.jp/reg_stat/statistics/dl_screening/index.html

[3] 平成29年度地域保健・健康増進事業報告（平成31年3月7日公表）（肺・大腸は令和元年11月29日更新）。胃がんは胃X線検査、乳がんはマンモグラフィに基づく数値である

[4] 全国、男女計、40歳以上（子宮頸がんは20歳以上）の値。国民生活基礎調査による受診率は、市区町村が行なうがん検診のほか、健診等（健康診断、健康検査および人間ドック）で受診したものを含んでいる

[5] 要精検率＝（要精検者数÷検診受診者数）×100

[6] 精検受診率＝（精検受診者数÷要精検者数）×100

[7] がん発見率＝（がんであった者の数÷検診受診者数）×100

[8] 陽性反応適中度＝（がんであった者の数÷要精検者数）×100

余聞余話 **有望なプロジェクト： マイクロRNA（miRNA）によるがんスクリーニング**

国立がん研究センター、国立長寿医療研究センター、新エネルギー・産業技術総合開発機構、8大学、東レ株式会社などは、13部位のがんと認知症に特異的な血中miRNA（エクソソーム顆粒中の20～25塩基サイズのRNA）を特定し、当該疾病を感度95％以上、特異度80％以上で早期発見する検査を開発しています。

　人間ドック、住民がん検診、職域健診などに導入されると、大幅な死亡率低減、寿命の延伸が期待されます。

　13部位のがん、認知症をパックにした場合、費用（想定¥20,000）がかさむが、需要と供給の関係でいずれ安価になるでしょう。

第6章
まとめ

がんの1次予防と2次予防のまとめ

多くのがん発生予防、がん死回避は簡単です。なぜなら、対応すべき主要ながんリスク要因はタバコ、アルコール飲料、肥満、内臓脂肪・異所性脂肪蓄積、2型糖尿病、メタボリック症候群、発がん病原体への感染であり、予防要因は身体活動であり、さほど多くないからです。

リスク要因に対しては禁煙、節酒を心がけ、ワクチンを接種し、除菌し、抗ウイルス薬を服用することです。発がん物質への職業性曝露、診断・医療上の頻回・高線量の放射線曝露は避けたい。予防要因のウォーキング、ジョギング、太極拳などを楽しみ、ウエイトコントロール、ストレッチングをするとよい。これで6〜7割のがんを予防できます。

以上の1次予防行動とともに、前がん・先行・併存病変の有無にかかわらず、無症状でも定期的にがん検診を受診すれば、7〜8割のがん死を回避できます。家族性（遺伝性）腫瘍症候群の素因がある方は発生予防生活に加え、若い頃から専門医による定期的フォローアップ、カウンセリングを受けましょう。

表6-1. がんの1次予防と2次予防のマトリクス　※P2口絵参照

がんにはなりたくない。がん患者を遠ざけたい。あるひとが、がんだと分かると、あの方はがんだ、がん家系だ、感染がんだと陰口をたたく。がんに対する偏見・烙印(スティグマ)です。がん患者いじめであり、がんハラスメント(ガンハラ)ないしCancerハラスメント(キャンハラ)です。2人に1人はがんになる事実を理解し、スティグマ、ハラスメントは止めましょう。もし、がんにかかったら、MeToo! とオープンにするか、(病気は個人情報なので)心の中でカミングアウトして、気持ちを楽にしたい。

がんにかかるのも、がんで死ぬのも悪くない?

ヒトは生物である。生物は死ぬ。したがって、ヒトは死ぬ。

巷間、PPK(ぴんぴんころり)・ぽっくり病(長寿地蔵尊)が重宝される。しかし、かねてリビングウイルを認め、おさおさ終活をやっている方ならよい。さもなくば、家族が困る。一方、脳血管疾患にかかり、療養が長く、認知症を患った場合は判断能力を失う。これも家族が苦労する。その点、がんは最後まで意識がある。特に、天寿がん(北川知行博士らが定義した高齢者のがん)の場合、死期が比較的ゆっくり訪れ、家族にさようならが言える。

家族性(遺伝性)腫瘍症候群の負荷を持ち、不運にして原因不詳のがんにかかり、あるいは、不幸にして発見が遅れ、治療がうまくいかないこともありうる。その際にはアドバンス・ケア・プランニング(ACP)(人生会議)(患者さんを中心に家族、医療・ケアチームがあらかじめ話し合い、終末期医療・ケアに関する本人の意思決定を支援するもの)を開き、必要ならばリビングウイル、事前指示書などを認め、終末期医療、緩和ケアを受け、終末期(EOL)の質、死の質(QOD)を確保したい。

図6-1. 死因と意識レベル[1~3]

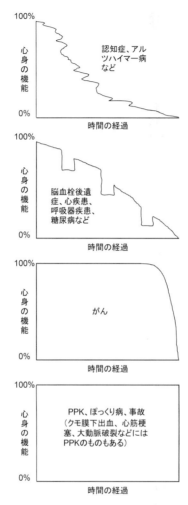

1) Lynn J, Adamson DM. Living Well at the End of Life. Adapting Health Care to Serious Chronic Illness in Old Age. Rand Health, Santa Monica. 2003.

2) Murray SA, Kendall M, Boyd K, et al. Illness trajectories and palliative care. Br Med J. 2005;330:1007-11.

3) 廣橋猛. 素敵なご臨終 後悔しない、大切な人の送りかた. PHP新書, 京都. 2018.

表6-2. がんができないもの[1]

がんの力は限られている
がんは愛をつまづかせることはできない
がんは希望を崩すことはできない
がんは信念を蝕ませることはできない
がんは平和を腐らせることはできない
がんは信念を壊すことはできない
がんは友情を終わらせることはできない
がんは記憶を消し去ることはできない
がんは勇気を黙らせることはできない
がんは永遠の生命を縮めることはできない
がんは精神を冷ますことはできない

[1] Lynn RL. What cancer cannot do.
（がんができないもの）（アクセス日：2020年10月18日）
https://www.scrapbook.com/poems/doc/4878.html

がんで死ぬのも悪くない。むしろ、がんで死ぬのがいいのではないか。ロバート・リンさんの言葉を味わってみませんか。

余聞余話 COVID-19がSDGsに及ぼす影響

2019〜2022年世界最大の出来事は新型コロナウイルス感染症（COVID-19）のパンデミックである。がんではないが、今日日、この感染症予防対策に触れずにはおれない。

2019年末、武漢での症例報告に始まり、感染者が移動し瞬く間に世界に広がった。諸外国、日本の感染者（PCR検査陽性者）などの動向は日々報道されているとおりです。

わが国でも宿主対策（特に、ワクチン接種）、感染経路対策（マスク着用、3密回避、換気を含む）がとられています。

「持続可能な開発目標」（Sustainable Development Goals [SDGs]）は、国連加盟150を超える国が15年間（2016〜2030年）で達成するために掲げた17目標と具体的活動である。放射線曝露による健康影響（原発に起因

する環境リスクを含む)の項目がなく問題ですが、グローバルで重要な目標がリストアップされています。以下、「人間の存在・尊厳」(6項目)、「経済産業活動」(3項目)、「生態系の保全」(6項目)、「平和・パートナーシップ」(2項目)の4分野に分け、COVID-19が及ぼす影響に関する小考察です。

表6-3. SDGs(持続可能な開発目標)具体的活動[1]と
健康増進・疾病予防(がんを含む)

	ゴール	具体的活動	
1	貧困をなくそう	世界のあらゆる形態の貧困を終わらせれば、	
2	飢餓をゼロに	飢餓を終わらせ、食品安全保障および栄養改善を達成し、持続可能な農業を推進すれば、	
3	すべての人に健康と福祉を	あらゆる年齢のすべての人の健康生活を確保し、福祉を推進すれば、	
4	質の高い教育をみんなに	すべての人に包摂的で公平・良質な教育を提供し、生涯学習の機会を推進すれば、	
5	ジェンダー平等を実現しよう	ジェンダー平等を達成し、すべての女性・少女の能力強化を図れば、	
10	人や国の不平等をなくそう	国内および国々間の格差を是正すれば、	
8	働きがいも経済成長も	包摂的・持続可能な経済成長、すべての人に完全で生産的な雇用、働きがいのある人間らしい仕事を推進すれば、	
9	産業と技術革新の基盤をつくろう	強靭なインフラを構築し、包摂的・持続可能な産業化を促進し、イノベーションを育成すれば、	健康増進・疾病予防(がんを含む)にもつながる
12	つくる責任つかう責任	持続可能な生産と消費パターンを確保すれば、	
6	安全な水とトイレを世界中に	すべての人にクリーンな水と衛生環境への持続可能なアクセスを確保すれば、	
7	エネルギーをみんなに、そしてクリーンに	すべての人に安価かつ信頼できる持続可能な現代的エネルギーへのアクセスを確保すれば、	
11	住み続けられる街づくり	包摂的・安全かつ強靭で持続可能な都市・人間居住を確保すれば、	
13	気候変動に具体的な対策を	気候変動とその影響に対処する緊急対策を講ずれば、	
14	海の豊かさを守ろう	持続可能な開発のために、海洋・海洋資源を保全し、持続可能なかたちで利用すれば、	
15	陸の豊かさも守ろう	陸域生態系を保護・回復し、持続可能な利用を推進し、持続可能な森林の管理を行ない、砂漠化に対処し、陸地の劣化を阻止して回復を図り、生物多様性の損失を阻止すれば、	
16	平和と公正をすべての人に	持続可能な開発のために、平和で包摂的な社会を推進し、すべての人に司法へのアクセスを提供し、あらゆるレベルにおいて効果的で説明責任のある包摂的制度を構築すれば、	
17	パートナーシップで目標を達成しよう	持続可能な開発のための実施手段を強化し、グローバルパートナーシップを活性化すれば、	

[1] 環境省. 持続可能な開発目標(SDGs)の推進.
https://www.env.go.jp/policy/sdgs/index.html

COVID-19は「人間の存在・尊厳」への脅威です。世界の保健・医療・介護・福祉を脅かし、開発途上国を直撃し、貧困・飢餓を増悪し、社会格差・地域格差を広げ、弱者(子ども、女性、高齢者)を容赦せず、不寛容・ヘイト・ハラスメントを生み、教育・文化・芸術・スポーツ活動を萎縮させています。

COVID-19第1波〜5波の感染拡大がみられるなか、2020年4月、2021年1月、4月、7月に緊急事態宣言が発出され、今日も「経済産業活動」が停滞し、倒産、解雇・減給の苦境にあります。これは私が論ずるまでもありません。

一方、「生態系の保全」に関しては、経済産業活動抑制でエネルギー消費削減があり、つくる責任・つかう責任の自覚が生まれ、AI、IT、ICT、IoTなど通信技術イノベーションが進んでいる。大気汚染(CO_2排出削減[カーボンニュートラル]、CO_2再利用)、プラスチック汚染、気候変動、地球温暖化、生態系の破綻への影響を抑える取り組みがなされています。

人びとは地球がひとつであり、広いようで狭いこと、自国第一主義では生きていけないことを知る。「誰一人取り残さない」公平な社会の構築、食糧援助活動の推進、COVAXファシリティ(ワクチン公平分配の仕組み)などに象徴される国際協調・連携、生命(健康)安全保障、国際平和・パートナーシップが醸成されている。

がん予防ひと環境を愛おしむこと
自利利他とSDGsでがん予防

余聞余話 Give, give, and given

相互互恵を意味するWin-Winの関係を築くことが望まれます。かねてより、支え合いで大事な心構えはGive and takeだとされる。しかし、強者のTake and giveもしくはTake and take(我利我利ないし自利自利)(弱者はLose and lose)になりがちです。

恩師倉恒匡徳先生との確かランチョンミーティングの際に、世の中はGive

and take が大事ですよねと小賢しく申し上げたところ、「いやそうじゃなく Give, give, and given だよ」と諭されました。愚昧の弟子は馬齢を重ねるだけで、師の教えが身につかずじまいです。Give and take が自利利他だとすると、Give, give, and given は曇鸞が説く他利利他、最澄が著わす忘己利他に通底するのではないかと考えられます。

おわりに

ちょっと古い話になりますが、胃薬のテレビCMに「反省するだけの猿」「反省のふりをする猿」が出ていました。「反省だけなら猿でもできる」という反面教師的メッセージです。「三猿」（見ざる、聞かざる、言わざる）もしくは「四猿（しざる）」（三猿＋しざる［股間を隠している］）といういただけない行動パターンです。

　私どもは「三猿」ないし「四猿」の猿まねをしているようです。発がんリスクの事実を直視せず、生活習慣変容のメリットを聞き流し、頑迷に習癖を変えようとしません。自分の無精・おっくう・怠慢を認めず、忙しくて時間がないとごまかしています。自分を甘やかしているからか、自分はがんにならないと考えるからか、がんを発見されるのが怖いからか、がん検診から逃げています。

　「意馬心猿」とか、「猿知恵」「猿は人間に毛が三筋足りない」ともやゆされます。逆に言えば、ひとは猿より智恵が優るのです。智恵を活かし行動変容を行ない、ドパミン脳内報酬システムをリセットすれば、心地よい健康を取り戻せます。すなわち、タバコを止め、ほろ酔いかげんとし、バランスよい食事を摂り、身体を動かしていい汗をかき、肥満、内臓脂肪・異所性脂肪蓄積、2型糖尿病、メタボリック症候群を改善し、睡眠を適切にとり、発がん病原体に対しては感染予防・コントロール（ワクチン接種、除菌、抗ウイルス剤の服用を含む）をすれば、多くのがん発生を予防し、先延ばしできます。がん検診を受ければ、当該のがん死亡を回避し、先送りできます。さらに言えば、「出自のごとく、死因は（自死を除き）選べない」とされるな

か、パーフェクトではありませんが、特定のがんにかかる確率を減らし、死因の枠を狭めることができます。

発がんは煩悩の<ruby>おり<rt>・・</rt></ruby>なせるわざ
智恵生かし煩悩見直しがん予防
煩悩をすっきり捨て去りがんも絶つ
残念な習慣変えてがん予防
習い癖すっきり見直しがん予防
心身をルネサンスしてがん予防
スマートに習癖変えてがん予防

習癖に振り回される生活に　すっきりおさらばがんにもグッバイ
習い癖猿にあらねば見直して　がんを遠ざけ生命いただく

　唐代の初め（629年）、玄奘（三蔵法師）はオリジナル仏典を求め、天竺ナーランダ僧院をめざした。長安を立ち河西回廊を通り、国禁を犯し、玉門関を出た。絲綢之路天山北路（復路は西域南道）をたどり、今日のウズベキスタン、アフガニスタン、パキスタン経由でインドに入った。風光明媚な交易路だが、旅人には山（天山山脈、パミール高原を含む）あり、谷（黄河、インダス河を含む）あり、砂漠（タクラマカン砂漠を含む）ありの難路だ。夢か現か、またぞろ妖怪・魑魅魍魎・ゾンビ（昨今なら、さしづめテロ集団か）も襲来する。ツアコン孫悟空、猪悟能、沙悟浄の出番だ。なかんずく、孫悟空は觔斗雲に乗り、如意棒をあやつり、分身の術を使い、奴らを退治した。己惚れるところが猿知恵か。「今しがた世界の果てまでワープして来た」とどや顔だ。お釈迦さまは「悟空よ、お前は私の掌をウロチョロしていただけだ」と増長慢を戒め、「猛省せよ」と五行山の岩に閉じ

込められた。

　がん予防ワールドにも似た状況がある。ひとが智恵（申年生まれゆえ、著者は浅知恵）を働かせ、1次予防、2次予防を示し、がんはコントロールできると自慢しています。しかし、残念ながら、以下のことは事実です。人智が及ばず、未だリスク要因・予防要因、スクリーニング方法が分からない（トリセツを示せない）がんが少なくない。がん発生機構の解明は途半ばであり、生命の仕組みは奥が深い。最大のリスクファクター加齢への対処は難しい。がんのなかには遺伝するものがあり、がん遺伝子はがんをおこすが、受精や細胞増殖にも欠かせない。卵の成熟をになうエストロゲンは、がんプロモーターでもある。呼吸をすれば酸化が生じ、食事をすれば糖化がおこり、外出すると紫外線を浴び、日々刻々、偶然に（一定の確率で）遺伝子損傷・変異が発生する。がんを予防する薬は少なく、もちろん、サプリメント、食品もない。遺憾ながら、がん発生を完全に予防することはかなわず、がん死亡を完全に回避することもできない。がんを完全に撲滅することも不可能です。

　拙著のベースとなった調査に参加くださった方々をはじめ、協働研究者、参考文献に挙げた研究の実施者、食品と健康事象、身体活動による疾病予防・健康増進、放射線への曝露、ATL に関わる項目にご示唆くださった石見佳子博士、宮地元彦博士、中村清一博士、岡村純博士に感謝します。もちろん、内容の過誤はすべて著者の責任です。

　皆様には拙著をご笑覧くださり有り難うございました。稚拙な文章、語彙の貧しさは言うに及ばず、浅学寡聞に加え、最新最深のが

ん予防情報の未入手のため、加除修正すべき箇所があるのではないかと存じます。お気づきの点などがありましたら、ご教示ください。

　パレードブックス下牧しゅう様には、五月雨式推敲にもかかわらず、速やかに適切な校正・校閲、編集を行なってくださいました。ここに深謝いたします。

　最後に、著述のサポートをしてくれた妻、娘と息子に感謝したい。がんで彼岸に旅立った母、姉、弟に小著を捧げます。

参考文献

☐ Agawa H, Yamada N, Enomoto Y, et al. Changes of mental stress biomarkers in ultramarathon. Int J Sports Med. 2008;29:867-71.

☐ Aikou T, Kitagawa Y, Kitajima M, et al. Sentinel lymph node mapping with GI cancer. Cancer Metastasis Rev. 2006;25:269-77.

☐ Akaza H. Prostate cancer chemoprevention by soy isoflavones: role of intestinal bacteria as the "second human genome." Cancer Sci. 2012;103:969-75.

☐ 秋葉澄伯. 高自然放射線地域における疫学研究について. JACR Monograph No. 17. (アクセス日：2019年7月17日). http://www.jacr.info/publicication/Pub/m_17/m_17_5-2.pdf

☐ Akiyama S, Furukawa T, Sumizawa T, et al. The role of thymidine phosphorylase, an angiogenic enzyme, in tumor progression. Cancer Sci. 2004;95:851-7.

☐ Ando R, Suzuki S, Nagaya T, et al. Impact of insulin resistance, insulin and adiponectin on kidney stones in the Japanese population. Int J Urol. 2011;18:131-40.

☐ Aoki K. Excess incidence of lung cancer among pulmonary tuberculosis patients. Jpn J Clin Oncol. 1993;23:205-20.

☐ 青木國雄 監修, 田島和雄 編集. 日本の国際的がん特別調査研究の歩み(1). 文部省科学研究費・国際学術研究・がん特別調査研究報告書(1884-99年)を中心に. 青木平八郎記念予防医学広報財団. 第5巻. 2015年12月1日出版.

☐ Arakawa A, Ichikawa H, Kubo T, et al. Vaginal transmission of cancer from mothers with cervical cancer to infants. N Engl J Med. 2021;384:42-50.

☐ Arakawa K, Hosono A, Shibata K, et al. Changes in blood biochemical markers before, during, and after a 2-day ultramarathon. Open Access J Sports Med. 2016;7:43-50.

☐ 朝日新聞. 国会の喫煙所「密」に批判. 2021年2月5日.

☐ Azuma T, Yamakawa A, Yamazaki S, et al. Distinct diversity of the cag pathogenicity island among Helicobacter pylori strains in Japan. J Clin Microbiol. 2004;42:2508-17.

☐ Beasley RP, Hwang LY, Lin CC, et al. Hepatocellular carcinoma and hepatitis B virus. A prospective study of 22 707 men in Taiwan. Lancet. 1981;2(8256):1129-33.

☐ Bekki K, Inaba Y, Uchiyama S, et al. Comparison of chemicals in mainstream smoke in heat-not-burn tobacco and combustion cigarettes. J UOEH. 2017;39:201-7.

☐ Bjelakovic G, Nikolova D, Gluud C. Antioxidant supplements to prevent mortality. JAMA. 2013;310:1178-9.

☐ Blot WJ, Li JY, Taylor PR, et al. Nutrition intervention trials in Linxian, China: supplementation with specific vitamin/mineral combinations, cancer incidence, and disease-specific mortality in the general population. J Natl Cancer Inst. 1993;85:1483-92.

☐ Burn J, Bishop DT, Chapman PD, et al. A randomized placebo-controlled prevention trial of aspirin and/or resistant starch in young people with familial adenomatous polyposis. Cancer Prev Res (Phila). 2011;4:655-65.

☐ Chan AT, Giovannucci EL, Meyerhardt JA, et al. Aspirin dose and duration of use and risk of colorectal cancer in men. Gastroenterology. 2008;134:21-8.

☐ Charvat H, Sasazuki S, Inoue M, et al. Impact of five modifiable lifestyle habits on the probability of cancer occurrence in a Japanese population-based cohort: results from the JPHC study. Prev Med. 2013;57:685-9.

☐ Cheng JL, Ogawa K, Kuriki K, et al. Increased intake of n-3 polyunsaturated fatty acids elevates the level of apoptosis in the normal sigmoid colon of patients polypectomized for adenomas/tumors. Cancer Lett. 2003;193:17-24.

☐ Cui R, Kamatani Y, Takahashi A, et al. Functional variants in ADH1B and ALDH2 coupled with alcohol and smoking synergistically enhance esophageal cancer risk. Gastroenterology. 2009;137:1768-75.

☐ Dawkins R. The Selfish Gene. 利己的な遺伝子. 日髙敏隆, 岸由二, 羽田節子 他訳. 紀伊國屋書店, 東京. 1991.

☐ Doll R, Peto R. The causes of cancer: quantitative estimates of avoidable risks of cancer in the United States today. J Natl Cancer Inst. 1981;66:1191-308.

☐ Eimoto T, Teshima K, Shirakusa T, et al. Heterogeneity of epithelial cells and reactive components in thymomas: an ultrastructural and immunohistochemical study. Ultrastruct Pathol. 1986;10:157-73.

☐ Endo G, Horiguchi S, Kiyota I. Urinary N-acetyl-beta-D-glucosaminidase activity in lead-exposed workers. J Appl Toxicol. 1990;10:235-8.

☐ Fraumeni JF Jr. An interdisciplinary approach to populations at high risk of cancer. Cancer. 1996;78:548-52.

☐ Fujiki H, Sueoka E, Suganuma M. Tumor promoters: from chemicals to inflammatory proteins. J Cancer Res Clin Oncol. 2013;139:1603-14.

☐ Fujimoto I, Hanai A, Sakagami F, et al. Cancer registries in Japan: activities and incidence data. Natl Cancer Inst Monogr. 1977;47:7-15.

☐ 藤本孟男. 小児白血病. 臨床血液. 1989;30:1171-4.

☐ Fujita Y, Nakamura Y, Hiraoka J, et al. Physical-strength tests and mortality among visitors to health-promotion centers in Japan. J Clin Epidemiol. 1995;48:1349-59.

☐ Fujiwara N, Tokudome S. Reproducibility of self-administered questionnaire in epidemiological surveys. J Epidemiol. 1997;7:61-9.

☐ Fukao A, Tsubono Y, Tsuji I, et al. The evaluation of screening for gastric cancer in Miyagi Prefecture, Japan: a population-based case-control study. Int J Cancer. 1995;60:45-8.

☐ Fuku N, Ochiai M, Terada S, et al. Effect of running training on DMH-induced aberrant crypt foci in rat colon. Med Sci Sports Exerc. 2007;39:70-74.

☐ Fukuda A. Chloride homeodynamics underlying modal shifts in cellular and network oscillations. Neurosci Res. 2020;156:14-23.

☐ Fukuda K, Motomura M, Yamakawa M. Relationship of occupation with cancer of the maxillary sinuses in Hokkaido, Japan. Natl Cancer Inst Monogr.1985;69:169-73.

☐ Fukushige J, Takahashi N, Ueda Y, et al. Incidence and clinical features of incomplete Kawasaki disease. Acta Paediatr. 1994;83:1057-60.

☐ Fukushima S, Hagiwara A, Hirose M, et al. Modifying effects of various chemicals on preneoplastic and neoplastic lesion development in a wide-spectrum organ carcinogenesis model using F344 rats. Jpn J Cancer Res. 1991;82:642-9.

☐ Gallo RC. History of the discoveries of the first human retroviruses: HTLV-1 and HTLV-2. Oncogene. 2005;24:5926-30.

☐ Ghadimi R, Taheri H, Suzuki S, et al. Host and environmental factors for gastric cancer in Babol, the Caspian Sea coast, Iran. Eur J Cancer Prev. 2007;16:192-5.

☐ Goto C, Tokudome Y, Imaeda N, et al. Validation study of fatty acid consumption assessed with a short food frequency questionnaire against plasma concentration in middle-aged Japanese people. Scand J Food Nutr. 2006;50:77-82.

☐ Hamajima N, Saito T, Matsuo K, et al. Genotype frequencies of 50 polymorphisms for 241 Japanese non-cancer patients. J Epidemiol. 2002;12:229-36.

☐ Hamashima C. Cancer screening guidelines and policy making: 15 years of experience in cancer screening guideline development in Japan. Jpn J Clin Oncol. 2018;48:278-86.

☐ Hammond EC, Horn D. The relationship between human smoking habits and death rates: a follow-up study of 187,766 men. J Am Med Assoc. 1954;155:1316-28.

☐ Hanai A, Fujimoto I. Cancer incidence in Japan in 1975 and changes of epidemiological features for cancer in Osaka. Natl Cancer Inst Monogr. 1982;62:3-7.

☐ Hara M, Nishida Y, Shimanoe C, et al. Intensity - specific effect of physical activity on urinary levels of 8 - hydroxydeoxyguanosine in middle-aged Japanese. Cancer Sci. 2016;107:1653-9.

☐ Harada K. Degradation behavior of β-carotene during cultivation of cyanobacteria. J Res Inst Meijo Univ. 2010;9:83-91.

☐ Hashimoto S, Kawado M, Seko R, et al. Trends in disability-free life expectancy in Japan, 1995-2004. J Epidemiol. 2010;20:308-12.

☐ Hashimoto T, Fujita Y, Ueshima H, et al. Urinary sodium and potassium excretion, body mass index, alcohol intake and blood pressure in three Japanese populations. J Hum Hypertens. 1989;3:315-21.

☐ Hashitani H, Van Helden DF, Suzuki H. Properties of spontaneous depolarizations in circular smooth muscle cells of rabbit urethra. Br J Pharmacol. 1996;118:1627-32.

☐ Hattori N, Hayashi T, Nakachi K, et al. Changes of ROS during a two-day ultra-marathon race. Int J Sports Med. 2009;30:426-9.

☐ Hayabuchi H, Morita R, Ohta M, et al. Validation of preferred salt concentration in soup based on a randomized blinded experiment in multiple regions in Japan-influence of umami (l-glutamate) on saltiness and palatability of low-salt solutions. Hypertens Res. 2020;43:525-33.

☐ Hayabuchi H, Shibamoto Y, Nakamura K, et al. Stage I and II aggressive B-cell lymphomas of the head and neck: radiotherapy alone as a treatment option and the usefulness of the new prognostic index B-ALPS. Int J Radiat Oncol Biol Phys. 2003;55:44-50.

☐ Hayano J, Sakakibara Y, Yamada A, et al. Accuracy of assessment of cardiac vagal tone by heart rate variability in normal subjects. Am J Cardiol. 1991;67:199-204.

☐ Hennekens CH, Buring J, Manson J, et al. Lack of effect of long term supplementation with beta carotene on the incidence of malignant neoplasms and cardiovascular disease. N Engl J Med. 1996;334:1145-9.

☐ 樋口満. 体力の正体は筋肉である. 集英社, 東京. 2018.

☐ Hino S, Yamaguchi K, Katamine S, et al. Mother-to-child transmission of human T-cell leukemia virus type-I. Jpn J Cancer Res. 1985;76:474-80.

☐ Hinuma Y, Nagata K, Hanaoka M, et al. Adult T-cell leukemia: antigen in an ATL cell line and detection of antibodies to the antigen in human sera. Proc Natl Acad Sci USA. 1981;78:6476-80.

☐ Hirayama T. Diet and cancer. Nutr Cancer. 1980;1:67-81.

☐ Hirohata T. Radiation carcinogenesis. Semin Oncol. 1976;3:25-34.

☐ Hirose K, Hamajima N, Takezaki T, et al. Physical exercise reduces risk of breast cancer in Japanese women. Cancer Sci. 2003;94:193-9.

☐ Hirose M, Hoshiya T, Akagi K, et al. Effects of green tea catechins in a rat multi-organ carcinogenesis model. Carcinogenesis. 1993;14:1549-53.

☐ 久道茂、他. がん検診の適正化に関する調査研究事業「新たながん検診手法の有効性の評価報告書」. 平成12年度厚生労働省老人保健事業推進費等補助金(老人保健健康増進等事業分). 財団法人日本公衆衛生協会. 東京. 2001.

☐ Hisanaga A, Hirata M, Tanaka A, et al. Variation of trace metals in ancient and contemporary Japanese bones. Bio Trace Element Res. 1989;22:221-31.

☐ Hiyama T, Sato T, Yoshino K, et al. Second primary cancer following laryngeal cancer with special reference to smoking habits. Jpn J Cancer Res. 1992;83:334-9.

☐ Hoffman FL. Cancer and smoking habits. Ann Surg. 1931;93:50-67.

☐ Honjo S, Srivatanakul P, Sriplung H, et al. Genetic and environmental determinants of risk for cholangiocarcinoma via Opisthorchis viverrini in a densely infested area in Nakhon Phanom, northeast Thailand. Int J Cancer. 2005;117:854-60.

☐ 堀部博. 包括的アプローチを求められる循環器疾患対策. 日循協誌. 1998;33:40-6.

☐ Ichiba M, Yamada S, Ishii K, et al. Significance of urinary excretion of 8-hydroxy-2'-deoxyguanosine in healthy subjects and liver disease patients. Hepatogastroenterology. 2007;54:1736-40.

☐ Igisu H, Matsuoka M. Acrylamide encephalopathy. J Occup Health. 2002;44:63-8.

☐ Ikeda K, Yoshimoto K, Yoshimura T, et al. A cohort study on the possible association between broiled fish intake and cancer. Gann. 1983;5:640-8.

☐ Ikeda S, Momita S, Amagasaki T, et al. Detection of preleukemic state of adult T-cell leukemia (pre-ATL) in HTLV-1 carriers. Cancer Detect Prev. 1990;14:431-5.

☐ Ikemoto Y, Yamashita M, Yano T. Volatile anesthetics and a volatile convulsant differentially affect GABA (A) receptor-chloride channel complex. Toxicol Lett. 1998;100:101:225-31.

☐ Imaeda N, Kuriki K, Fujiwara N, et al. Usual dietary intakes of selected trace elements (Zn, Cu, Mn, I, Se, Cr, and Mo) and biotin revealed by a survey of four-season 7-consecutive day weighed dietary records in middle-aged Japanese dietitians. J Nutr Sci Vitaminol (Tokyo). 2013;59:281-8.

☐ 稲葉裕, 丸地信弘, 松田正己, 他: 山梨県における肝がん・肝硬変の症例・対照研究. 日公衛誌. 1981;26:362-9.

☐ 稲益建夫, 石西伸. 有機ハロゲン化合物と共存物質の相互作用(環境科学 - とくに有機ハロゲン化合物の毒性) - (生体反応の変化). 最新医学. 1982;37:2411-7.

☐ Inokuchi K, Kodama Y, Sasaki O, et al. Differentiation of growth patterns of early gastric carcinoma determined by cytophotometric DNA analysis. Cancer. 1983;51:1138-41.

☐ Inoue H, Maeno Y, Iwasa M, et al. Screening and determination of benzodiazepines in whole blood using solid-phase extraction and gas chromatography/mass spectrometry. Forensic Sci Int. 2000;113:367-73.

☐ Inoue M, Yoshimi I, Sobue T, et al. Influence of coffee drinking on subsequent risk of hepatocellular carcinoma: a prospective study in Japan. J Natl Cancer Inst. 2005;97:293-300.

☐ Inoue M, Sawada N, Matsuda T, et al. Attributable causes of cancer in Japan in 2005 - systematic assessment to estimate current burden of cancer attributable to known preventable risk factors in Japan. Ann Oncol. 2012;23:1362-9.

☐ Ishida T, Ueda R. CCR4 as a novel molecular target for immunotherapy of cancer. Cancer Sci. 2006;97:1139-46.

☐ Ishikawa H, Mutoh M, Suzuki S, et al. The preventive effects of low-dose enteric-coated aspirin tablets on the development of colorectal tumours in Asian patients: a randomised trial. Gut. 2014;63:1755-9.

☐ Ishimi Y. Dietary equol and bone metabolism in postmenopausal Japanese women and osteoporotic mice. J Nutr. 2010;140:S1373-6.

☐ 石西伸. 石綿と悪性新生物 - 疫学的及び病因論的考察の展望. 福医誌. 1967;58:671-81.

☐ Ito F, Yanatori I, Maeda Y, et al. Asbestos conceives Fe(II)-dependent mutagenic stromal milieu through ceaseless macrophage ferroptosis and β-catenin induction in mesothelium. Redox Biol. 2020 Jun 24. doi: 10.1016/j.redox.2020.101616.

☐ Ito H, Matsuo K. Molecular epidemiology, and possible real-world applications in breast cancer. Breast Cancer. 2016;23:33-8.

☐ Ito Y, Terasaki H, Suzuki T, et al. Mapping posterior vitreous detachment by optical coherence tomography in eyes with idiopathic macular hole. Am J Ophthalmol. 2003;135:351-5.

☐ Ito Y, Suzuki K, Suzuki S, et al. Serum antioxidants and subsequent mortality rates of all causes or cancer among rural Japanese inhabitants. Int J Vitam Nutr Res. 2002;72:237-50.

☐ Itoh T, Kajikuri J. Characteristics of the actions by which 5-HT affects electrical and mechanical activities in rabbit jugular vein. Br J Pharmacol. 2011;164:979-91.

☐ 岩室紳也. 前立腺がんPSA検診は???だらけ. (アクセス日: 2019年10月10日).
http://iwamuro.jp/psa

☐ Iwao S, Kodama Y, Tsuchiya K. Associations of cadmium with zinc and copper in cancer cases and controls. Biol Trace Elem Res. 1983;5:383-8.

☐ Iwasaki H, Ohjimi Y, Ishiguro M, et al. Epithelioid sarcoma with an 18q aberration. Cancer Genet Cytogenet. 1996;91:46-52.

☐ Iwasaki M, Tsugane S. Risk factors for breast cancer: epidemiological evidence from Japanese studies. Cancer Sci. 2011;102:1607-14.

☐ Jiang J, Suzuki S, Xiang J, et al. Plasma carotenoid, alpha-tocopherol and retinol concentrations and risk of colorectal adenomas: a case-control study in Japan. Cancer Lett. 2005;226:133-41.
☐ 神宮賢一, 秋田雄三, 大曲淳一, 他. 子宮頸癌腔内照射におけるICRU直腸線量と局所制御からみた線量率効果比−3週間での低線量率3分割と高線量率6分割−. 日放腫瘍誌. 2001;13:83-9.
☐ 神宮純江, 江上裕子, 絹川直子, 他. 在宅高齢者における生活機能に関連する要因. 日公衛誌. 2003;50:92-105.
☐ Joh T, Miwa H, Higuchi K, et al. Validity of endoscopic classification of nonerosive reflux disease. J Gastroenterol. 2007;42:444-9.

☐ Kadomatsu K, Muramatsu T. Midkine and pleiotrophin in neural development and cancer. Cancer Lett. 2004;204:127-43.
☐ 門田紘輝, 新納正毅, 川西昭人, 他. ラット中大脳動脈分岐パターンと梗塞巣の再現性についての検討. 脳卒中. 1994;16:87-94.
☐ 香川靖雄. 香川靖雄教授のやさしい栄養学. 第2版. 女子栄養大学出版. 東京, 2010.
☐ 海塚安郎. 初期投与エネルギーの設定. 重症患者における急性期栄養療法. 論点の整理. 日静脈経腸栄養誌. 2015;30:647-57.
☐ Kakigi R, Inui K, Tamura Y. Electrophysiological studies on human pain perception. Clin Neurophysiol. 2005;116:743-63.
☐ 垣添忠生. 新版 前立腺がんで死なないために よりよい人生に向けた選択肢. 読売新聞, 東京. 2012.
☐ 櫧健一. 印刷事業場で発症した胆管がんの原因究明の状況. 職業性胆管がん. 産業保健21. 2012;70:1-4.
☐ Kamihira S, Yamada Y, Ikeda S, et al. Risk of adult T-cell leukemia developing in individuals with HTLV-I infection. Leukemia Lymphoma. 1992;6:437-9.
☐ Kamijima M, Hibi H, Gotoh M, et al. A survey of semen indices in insecticide sprayers. J Occup Health. 2004;46:109-18.
☐ Kamiya T, Adachi H, Hirako M, et al. Impaired gastric motility and its relationship to reflux symptoms in patients with nonerosive gastroesophageal reflux disease. J Gastroenterol. 2009;44:183-9.
☐ 鴨井逸馬, 渡辺克司, 仲山親, 他. 心プールシンチグラフィーーその像と使用RIとの関連について. 臨放. 1977;22:89-96.
☐ 環境省. アセトアルデヒドに係る健康リスク評価について(案). (アクセス日: 2020年2月4日).
https://www.env.go.jp/council/former2013/07air/y073-05/mat04_1.pdf
☐ 環境省 ヒ素及びその化合物に係る健康リスク評価について. (アクセス日: 2020年4月25日).
https://www.env.go.jp/council/former2013/07air/y070-31/mat03-1.pdf
☐ Kannagi M, Hasegawa A, Nagano Y, et al. Maintenance of long remission in adult T-cell leukemia by Tax-targeted vaccine: a hope for disease-preventive therapy. Cancer Sci. 2019;110:849-57.
☐ Kasai H. What causes human cancer? Approaches from the chemistry of DNA damage. Genes Environ. 2016;38:19. https://doi.org/10.1186/s41021-016-0046-8
☐ Kato I, Tominaga S, Matsumoto K. A prospective study of stomach cancer among a rural Japanese population: a 6-year survey. Jpn J Cancer Res. 1992;83:568-75.
☐ 川口宗義, 忽那龍雄, 坂野裕昭. 当院における多発外傷の治療上の問題点. 整外災害外. 1989;37:1621-4.
☐ Kawahata K. Über die berufliche Entstehung des Lungenkrebses bei der Generatorgasfabrikation. Gann. 1936;30:341-5.
☐ Kawai M, Amamoto H, Harada K. Epidemiologic study of occupational lung cancer. Arch Environ Health. 1967;14:859-64.
☐ Kawai S, Naito M, Morita E, et al. GGT1 intronic A>G polymorphism affects serum concentration of γ-glutamyl transpeptidase among Japanese healthy adults. Ningen Dock Int. 2015;2:65-9.
☐ 川上憲人. 基礎からはじめる職場のメンタルヘルス. 考え方と実践ポイント. 大修館書店, 東京. 2017.
☐ 川村孝. 臨床研究の教科書. 研究デザインとデータ処理のポイント. 医学書院, 東京. 2016.
☐ Kawanishi S, Ohnishi S, Ma N, et al. Crosstalk between DNA damage and inflammation in the multiple steps of carcinogenesis. Int J Mol Sci. 2017 Aug 19;18(8):1808. doi: 10.3390/ijms18081808.
☐ Kawase T, Matsuo K, Hiraki A, et al. Interaction of the effects of alcohol drinking and polymorphisms in alcohol-metabolizing enzymes on the risk of female breast cancer in Japan. J Epidemiol. 2009;19:244-50.
☐ Kikuchi S. Epidemiology of Helicobacter pylori and gastric cancer. Gastric Cancer. 2002;5:6-15.
☐ 木村美也子, 尾島俊之, 近藤克則. 新型コロナウイルス感染症流行下での高齢者の生活への示唆: JAGES研究の知見から. 日健康開発誌. 2020;41:3-13.
☐ Kimura Y, Kono S, Toyomura K, et al. Meat, fish and fat intake in relation to subsite-specific risk of colorectal cancer: the Fukuoka Colorectal Cancer Study. Cancer Sci. 2007;98:590-7.
☐ 岸玲子 監修. 職業・環境がんの疫学−低レベル曝露でのリスク評価. 篠原出版新社, 東京. 2004.
☐ Kitagawa I, Kitagawa Y, Nagaya T, et al. Interplay of physical activity and vitamin D receptor gene polymorphism on bone mineral density. J Epidemiol. 2001;11:229-32.
☐ Kitagawa T, Hara M, Sano T, et al. The concept of Tenju-gann, or "natural-end cancer." Cancer. 1998;83:1061-5.
☐ Kiyohara C, Yoshimasu K, Takayama K, et al. Lung cancer susceptibility: are we on our way to identifying a high-

risk group? Future Oncol. 2007;3:617-27.

☐ 小林博. がんの予防−新版. 岩波書店, 東京, 1999.

☐ 小林正明, 大塚隆信, 松井宣夫. RA膝に対する鏡視下滑膜切除術. 日リウマチ・関節外科誌. 2004;23:131-40.

☐ Kobayashi M, Tsubono Y, Otani T, et al. Fish, long-chain n-3 polyunsaturated fatty acids, and risk of colorectal cancer in middle-aged Japanese: the JPHC study. Nutr Cancer. 2004;49:32-40.

☐ Kodama K, Ozasa K, Okubo T. Radiation and cancer risk in atomic-bomb survivors. J Radiol Prot. 2012;32:N51-4.

☐ Kodama Y, Arashidani K, Tokui N, et al. Environmental NO2 concentration and exposure in daily life along main roads in Tokyo. Environ Res. 2002;89:236-44.

☐ Koga M. Multinucleated giant cell formation in cultured cells by murine leukemia virus infection. Gann. 1973;64:321-2.

☐ 古賀淳, 中野盛夫, 本間穣, 他. 画像診断 - CT, MRI, PET - PET FDG-PETによる乳癌原発巣・リンパ節転移診断. 日本臨牀. 2007;65(増刊号 6):S379-84.

☐ Kohga S, Kinjo M, Tanaka K, et al. Effects of 5-(2-chlorobenzyl)-4,5,6,7-tetrahydrothieno [3,2-C] pyridine hydrochloride (triclopidine), a platelet aggregation inhibitor, on blood-borne metastasis. Cancer Res. 1981;41:4710-4.

☐ Kohri K, Yasui T, Okada A, et al. Biomolecular mechanism of urinary stone formation involving osteopontin. Urol Res. 2012;40:623-37.

☐ Koide T, Ohno T, Huang XE, et al. HBV/HCV Infection, alcohol, tobacco and genetic polymorphisms for hepatocellular carcinoma in Nagoya, Japan. Asian Pac J Cancer Prev. 2000;1:237-43.

☐ 小池慎也. 健康診断関係年表(健診種類別). 健康診断関係年表 ⑤ 保健分野の健康診断−2. (アクセス日: 2020年5月23日).

http://www.zeneiren.or.jp/pdf/anniversary05.pdf

☐ Kojima M, Wakai K, Tokudome S, et al. Serum levels of polyunsaturated fatty acids and risk of colorectal cancer: a prospective study. Am J Epidemiol. 2005;16:462-71.

☐ 国立がん研究センター. 「がん」はなぜできるのか. そのメカニズムからゲノム医療まで. 講談社, 東京. 2018.

☐ 国立がん研究センターがん情報サービス. 高精度の3地区(山形県, 福井県, 長崎県)がん登録. (アクセス日: 2019年8月18日).

https://ganjoho.jp/dathttps://ganjoho.jp/data/reg_stat/statistics/dl/cancer_incidence3pref(1985-2012).xlsa/reg_stat/statistics/dl/cancer_incidence3pref(1985-2012).xls

☐ 国立がん研究センター社会と健康研究センター. 科学的根拠に基づくがんリスク評価とがん予防ガイドライン提言に関する研究. (アクセス日: 2020年5月26日).

https://epi.ncc.go.jp/can_prev/index.html

☐ 国立健康・栄養研究所. 「健康食品」の安全性・有効性情報. (アクセス日: 2019年4月26日).

https://hfnet.nibiohn.go.jp/

☐ 国立健康・栄養研究所. 運動基準・運動指針の改定に関する検討会報告書(平成25年3月). (アクセス日: 2019年4月26日).

http://www.nibiohn.go.jp/eiken/info/pdf/sintai2013.pdf

☐ Komori K, Inoguchi H, Kume M, et al. Differences in endothelial function and morphologic modulation between canine autogenous venous and arterial grafts: endothelium and intimal thickening. Surgery. 2002;131(Suppl 1):S249-55.

☐ Kondo H, Soda M, Sawada N, et al. Smoking is a risk factor for development of adult T-cell leukemia/lymphoma in Japanese human T-cell leukemia virus type-1 carriers. Cancer Causes Control. 2016;27:1059-66.

☐ Kono S, Ikeda M, Tokudome S, et al. Cigarette smoking, alcohol and cancer mortality: a cohort study of male Japanese physicians. Jpn J Cancer Res. 1987;78:1323-8.

☐ Kono S, Hirohata T. Nutrition and stomach cancer. Cancer Causes Control. 1996;7:41-55.

☐ Koriyama C, Akiba S, Itoh T, et al. Prognostic significance of Epstein-Barr virus involvement in gastric carcinoma in Japan. Int J Mol Med. 2002;10:635-9.

☐ 厚生労働省健康局長. 受動喫煙防止対策について (2010年2月25日). (アクセス日: 2019年4月21日).

http://square.umin.ac.jp/nosmoke/text/5-2notice.pdf

☐ 厚生労働省. 受動喫煙対策. (アクセス日: 2019年4月21日).

https://www.mhlw.go.jp/stf/seisakunitsuite/bunya/0000189195.html

☐ Koyanagi YN, Ito H, Matsuo K, et al. Smoking and pancreatic cancer incidence: a pooled analysis of 10 population-based cohort studies in Japan. Cancer Epidemiol Biomarkers Prev. 2019;28:1370-8.

☐ Kuba H. Structural tuning and plasticity of the axon initial segment in auditory neurons. J Physiol. 2012;590:5571-9.

☐ Kubo Y, Imaizumi T, Ando M, et al. Association between kidney function and genetic polymorphisms in atherosclerotic and chronic kidney diseases: a cross-sectional study in Japanese male workers. PLoS ONE. 2017;12:e0185476.

☐ Kumagai S, Kurumatani N, Tsuda T, et al. Increased risk of lung cancer mortality among residents near an asbestos product manufacturing plant. Int J Occup Environ Health. 2010;16:268-78.

☐ Kumagai S, Kurumatani N, Arimoto A, et al. Cholangiocarcinoma among offset colour proof-printing workers exposed to 1,2-dichloropropane and/or dichloromethane. Occup Environ Med. 2013;70:508-10.

☐ Kumagai S, Kishimoto H, Suwa M, et al. The leptin to adiponectin ratio is a good biomarker for the prevalence of metabolic syndrome, dependent on visceral fat accumulation and endurance fitness in obese patients with diabetes mellitus. Metab Syndr Relat Disord. 2005;3:85-94.

□ Kuratsune M, Tokudome S, Shirakusa T, et al. Occupational lung cancer among copper smelters. Int J Cancer. 1974;13:552-8.

□ 倉恒匡徳 編集. 職業がん－疫学的アプローチ. 癌の臨床 別集. 篠原出版, 東京. 1984.

□ 久里浜医療センター. 適正飲酒のススメ.（アクセス日： 2019年12月7日）. http://www.brewers.or.jp/contents/pdf/susume.pdf

□ Kuriki K, Hamajima N, Chiba H, et al. Relation of the CD36 gene A52C polymorphism to the risk of colorectal cancer among Japanese, with reference to with the aldehyde dehydrogenase 2 gene Glu487Lys polymorphism and drinking habit. Asian Pac J Cancer Prev. 2005;6:62-8.

□ Kuriyama S, Tsubono Y, Hozawa A, et al. Obesity and risk of cancer in Japan. Int J Cancer. 2005;113:148-57.

□ Kuroda S, Kawahata K. Über die gewerbliche Entstehung des Lungenkrebses bei Generatorgasarbeitern. Z Krebsforsch. 1936;45:36-9.

□ Kuroda Y, Takaki A, Ohsato K, et al. A case report of glomus tumor of the stomach. Jpn J Surg. 1984;14：39-41.

□ Kuroishi T, Hirose K, Tajima K, et al. Descriptive epidemiology of male breast cancer in Japan. Breast Cancer. 1997;4:77-83.

□ 黒木登志夫. 健康・老化・寿命－人といのちの文化誌. 中央公論社, 東京. 2007.

□ Kurotani K, Budhathoki S, Joshi AM, et al. Dietary patterns and colorectal cancer in a Japanese population: the Fukuoka Colorectal Cancer Study. Br J Nutr. 2010;104:1703-11.

□ 車谷典男. 初・中級者のための読み解く「疫学スタンダード」. 診断と治療社, 東京. 2019.

□ Lei J, Ploner A, Elfström KM, et al. HPV vaccination and the risk of invasive cervical cancer. N Engl J Med. 2020;383:1340-8.

□ Li FP, Fraumeni JF Jr. Rhabdomyosarcoma in children: epidemiologic study and identification of a familial cancer syndrome. J Natl Cancer Inst. 1969;43:1365-73.

□ Li HC, Fujiyoshi T, Lou H, et al. The Presence of ancient human T-cell lymphotropic virus type I provirus DNA in an Andean mummy. Nat Med. 1999;5:1428-32.

□ Lin YS, Nakatochi M, Hosono Y, et al. Genome-wide association meta-analysis identifies GP2 gene risk variants for pancreatic cancer. Nat Comm. 2020;11, Article number: 3175.

□ Mabuchi K, Preston DL. A review of forty-five years study of Hiroshima and Nagasaki atomic bomb survivors. Future research in epidemiology and statistics at RERF. J Radiat Res. 1991;32(Suppl):S375-7.

□ 前田浩. ガンは予防が最大の戦略－栄養学の新しい展開. 菜根出版, 東京. 1996.

□ Maeda Y, Matsushita K, Tokudome S, et al. Time trends of HBsAg prevalence among blood donors in Fukuoka, Japan. Eur J Epidemiol. 1992;8:88-92.

□ Maeno Y, Iwasa M, Inoue H, et al. Direct effects of methamphetamine on hypertrophy and microtubules in cultured adult rat ventricular myocytes. Forensic Sci Int. 2000;113:239-43.

□ 毎日新聞. 議会屋内禁煙18都府県. 2019年7月6日.

□ 丸井英二. 食物アレルギーに関する食品表示とリスクコミュニケーション. 食品衛生誌. 2010;51:393-5.

□ Marumoto M, Suzuki S, Hosono A, et al. Changes in thioredoxin concentrations: an observation in an ultra-marathon race. Environ Health Prev Med. 2010;15:129-34.

□ Masaoka H, Ito H, Soga N, et al. Aldehyde dehydrogenase 2 (ALDH2) and alcohol dehydrogenase 1B (ADH1B) polymorphisms exacerbate bladder cancer risk associated with alcohol drinking: gene-environment interaction. Carcinogenesis. 2016;37:583-8.

□ Masuda Y, Kuroki H, Haraguchi K, et al. PCB and PCDF congeners in the blood and tissues of Yusho and Yu-cheng patients. Environ Health Perspect. 1985;59:53-8.

□ 増岡秀次, 森満, 臼田典子, 他. 女性のライフスタイルからみた乳癌のリスクファクター ─疫学的検討より. 日乳癌検診誌. 2001;10:19-27.

□ 松井宣夫, 守屋秀繁, 勝呂徹, 他. 人工膝関節再手術例の検討. 日リウマチ・関節外科誌. 1983;2:19-26.

□ 松本忠雄, 横森求, 原田規章. オートバイ乗務により発生した郵便労働者の振動障害. 産業医学. 1981;23:485-95.

□ Matsuo K, Hamajima N, Shinoda M, et al. Gene-environment interaction between an aldehyde dehydrogenase-2 (ALDH2) polymorphism and alcohol consumption for the risk of esophageal cancer. Carcinogenesis. 2001;22:913-6.

□ Matsuo K, Ito H, Wakai K, et al. Cigarette smoking and pancreatic cancer risk: a systematic review. Jpn J Clin Oncol. 2011;41:1292-302.

□ Matsuoka M. Human T-cell leukemia virus type I (HTLV-I) infection and the onset of adult T-cell leukemia (ATL). Retrovirology. 2005;2:27. doi:10.1186/1742-4690-2-27.

□ Matsuura N, Miyamae Y, Yamane K, et al. Aged garlic extract inhibits angiogenesis and proliferation of colorectal carcinoma cells. J Nutr. 2006;136:S842-6.

□ 松坂淳一. 指尖脈波と脳室搏動性エコー曲線に由る飲酒反応−酩酊個人差の研究. 医学研究. 1971;41:193-203.

□ McGrath J, McDonald JW, MacDonald JK. Transdermal nicotine for induction of remission in ulcerative colitis. Cochrane Database of Systematic Reviews 2004, Issue 4. Art. No.: CD004722.

□ Miki K, Morita M, Sasajima M, et al. Usefulness of gastric cancer screening using the serum pepsinogen test method. Am J Gastroenterol. 2003;98:735-9.

☐ Mimori K, Kataoka A, Yoshinaga K, et al. Identification of molecular markers for metastasis-related genes in primary breast cancer cells. Clin Exp Metastasis. 2005;22:59-67.

☐ Minagawa H, Yasui Y, Adachi H, et al. Case-based surveillance enhanced with measles virus detection/genotyping is essential to maintain measles elimination in Aichi Prefecture, Japan. Vaccine. 2015;33:6043-8.

☐ 三島和夫. 不眠症の原因と改善法. 自分でできる認知行動療法. 睡眠の質を高めるには. NHK TV. 今日の健康.（アクセス日：2020年1月31日）.

https://www.nhk.or.jp/kenko/atc_321.html#theme2

☐ Mitsudomi T. Advances in target therapy for lung cancer. Jpn J Clin Oncol. 2010;40:101-6.

☐ Mitsuyama S, Anan K, Toyoshima S, et al. Histopathological predictors of axillary lymph node metastases in patients with breast cancer. Breast Cancer. 1999;6:237-41.

☐ Miura K. Strategies for prevention and management of hypertension throughout life. J Epidemiol. 2004;14:112-7.

☐ 三浦公嗣. 介護保険. 日老医誌. 2000;37:1-6.

☐ Miwa M, Honjo S, You G, et al. Genetic and environmental determinants of risk for cholangiocarcinoma in Thailand. World J Gastrointest Pathophysiol. 2014;15:570-8.

☐ Miyachi M. Effects of resistance training on arterial stiffness: a meta-analysis. Br J Sports Med. 2013;47:393-6.

☐ 三宅浩次. 肺がん対策への課題と提言. 公衆衛生. 1983;47:156-60.

☐ Miyata M, Kasai H, Kawai K, et al. Changes of urinary 8-hydroxydeoxyguanosine levels during a two-day ultramarathon race period in Japanese non-professional runners. Int J Sports Med. 2008;29:27-33.

☐ Miyawaki T, Hirata M, Moriyama K, et al. Metabolic syndrome in Japanese diagnosed with visceral fat measurement by computed tomography. Proc Japan Acad Ser B. 2005;81:471-9.

☐ Miyoshi I, Kubonishi I, Yoshimoto S, et al. Type C virus particles in a cord T-cell line derived by co-cultivating normal human cord leukocytes and human leukaemic T cells. Nature. 1981;294:770-1.

☐ Miyoshi M, Tsuboyama-Kasaoka N, Nishi N. School-based "Shokuiku" program in Japan: application to nutrition education in Asian countries. Asia Pac J Clin Nutr. 2012;21:159-62.

☐ Mizokami M, Gojobori T, Lau JY. Molecular evolutionary virology: its application to hepatitis C virus. Gastroenterology. 1994;107:1181-2.

☐ Mizoue T, Kimura Y, Toyomura K, et al. Calcium, dairy foods, vitamin D, and colorectal cancer risk: the Fukuoka Colorectal Cancer Study. Cancer Epidemiol Biomarkers Prev. 2008;17:2800-7.

☐ Mizushima S, Moriguchi EH, Ishikawa P, et al. Fish intake and cardiovascular risk among middle-aged Japanese in Japan and Brazil. J Cardiovasc Risk. 1997;4:191-9.

☐ Mochizuki M, Yamaguchi K, Takatsuki K, et al. HTLV-I and uveitis. Lancet. 1992;339(8801):1110.

☐ Montagnier L. Historical essay. A history of HIV discovery. Science. 2002;298(5599):1727-8.

☐ Moore MA, Park CB, Tsuda H. Implications of the hyperinsulinaemia-diabetes-cancer link for preventive efforts. Eur J Cancer Prev. 1998;7:89-107.

☐ Mori M, Mimori K, Ueo H, et al. Molecular detection of circulating solid carcinoma cells in the peripheral blood: the concept of early systemic disease. Int J Cancer 1996;68:739-43.

☐ Mori M, Kiyosawa H, Miyake H. Case-control study of ovarian cancer in Japan. Cancer. 1984;53:2746-52.

☐ Mori M, Harabuchi I, Miyake H, et al. Reproductive, genetic, and dietary risk factors for ovarian cancer. Am J Epidemiol. 1988;128:771-7.

☐ Morikawa Y, Matsuzaka J, Kuratsune M, et al. Plethysmographic study of effects of alcohol. Nature. 1968;220(5163):186-7.

☐ Morimoto K, Takeshita T, Nanno M, et al. Modulation of natural killer cell activity by supplementation of fermented milk containing Lactobacillus casei in habitual smokers. Prev Med. 2005;40:589-94.

☐ Morinaga K, Kishimoto T, Sakatani M, et al. Asbestos-related lung cancer and mesothelioma in Japan. Ind Health. 2001;39:65-74.

☐ Morita A, Yoshiike N, Takimoto H, et al. Dietary Reference Intakes for Japanese 2010. Lifestage. J Nutr Sci Vitaminol (Tokyo). 2013;59 (Suppl):S103-9.

☐ Morita M, Le Marchand L, Kono S, et al. Genetic polymorphisms of CYP2E1 and risk of colorectal cancer: the Fukuoka Colorectal Cancer Study. Cancer Epidemiol Biomarkers Prev. 2009;18:235-41.

☐ Morita N, Toki S, Hirohashi T, et al. Incidence and prevalence of inflammatory bowel disease in Japan: nationwide epidemiological survey during the year 1991. J Gastroenterol. 1995;30(Suppl 8):S1-4.

☐ Morita T, Tabata S, Mineshita M, et al. The metabolic syndrome is associated with increased risk of colorectal adenoma development: the Self-Defense Forces Health Study. Asian Pac J Cancer Prev. 2005;6:485-9.

☐ Müller FH. Tabakmissbrauch und Lungencarcinom. Z Krebsforsch. 1939;49:57-85.

☐ Mukai T, Arai Y, Yatsuki H, et al. An additional promoter functions in the human aldolase A gene, but not in rat. Eur J Biochem. 1991;195:781-7.

☐ Murakami H, Iemitsu M, Sanada K, et al. Associations among objectively measured physical activity, fasting plasma homocysteine concentration, and MTHFR C677T genotype. Eur J Appl Physiol. 2011;111:2997-3005.

☐ 村上優. 薬物依存の現状 −とくに常用量依存について. 2000;54:201-5.

☐ 村田勝敬. 検診における放射線被曝. 日衛誌. 2014;69:242-3.

☐ 武藤倫弘, 藤井元, 宮本真吾. 大腸がん化学予防の現状と将来. 日消誌. 2016;113:1186-90.

☐ Muto Y, Moroishi T, Ichihara K, et al. Disruption of FBXL5-mediated cellular iron homeostasis promotes liver carcinogenesis. J Exp Med. 2019;216:950-65.

□ Nabekura J, Ueno T, Okabe A, et al. Reduction of KCC2 expression and GABAA receptor-mediated excitation after in vivo axonal injury. J Neurosci. 2002;22:4412-7.

□ Nagata C, Mizoue T, Tanaka K, et al. Soy intake and breast cancer risk: an evaluation based on a systematic review of epidemiologic evidence among the Japanese population. Jpn J Clin Oncol. 2014;44:282-95.

□ Nagaya T, Kondo Y, Shibata T. Effects of sedentary work on physical fitness and serum cholesterol profile in middle-aged male workers. Int Arch Occup Environ Health. 2001;74:366-70.

□ Nagayama J, Todaka T, Hirakawa H, et al. Polychlorinated dibenzofurans as a causal agent of fetal Yusho. Chemosphere. 2010;80:513-8.

□ Nakachi K, Imai K, Hayashi S, et al. Polymorphisms of the CYP1A1 and glutathione S-transferase genes associated with susceptibility to lung cancer in relation to cigarette dose in a Japanese population. Cancer Res. 1993;53:2994-9.

□ Nakamura H, Nakanishi M, Furukawa TA, et al. Validity of brief intelligence tests for patients with Alzheimer's disease. Psychiatr Clin Neurosci. 2000;54:435-9.

□ Nakamura M, Masui S, Oshima A, et al. Effects of stage-matched repeated individual counseling on smoking cessation: a randomized controlled trial for the high-risk strategy by lifestyle modification (HISLIM) study. Environ Health Prev Med. 2004;9:152-60.

□ Nakamura M, Miura A, Nagahata T, et al. Dietary intake and dinner timing among shift workers in Japan. J Occup Health. 2018;60:467-74.

□ Nakamura S, Ugawa M, Obana H. Genotoxicity of chlorine treated amino acids. Environ Toxicol Water Qual. 1993;8:163-71.

□ 中村好一. やさしい疫学. 医学書院, 東京. 2000.

□ Nakanishi M, Shimada M, Niida H. Genetic instability in cancer cells by impaired cell cycle checkpoints. Cancer Sci. 2006;97:984-9.

□ 仲野徹. こわいもの知らずの病理学講義. 晶文社, 東京. 2017.

□ Nanri A, Mizoue T, Shimazu T, et al. Dietary patterns and all-cause, cancer, and cardiovascular disease mortality in Japanese men and women: the Japan Public Health Center-based prospective study. PLoS One. 2017;12:e0174848.

□ 日本放送協会. クローズアップ現代「食費が激減!?"食品ロス"だけで暮らしてみた」. 2019年4月3日.

□ 日本放送協会. 食の起源(2)「塩」〜人類をとりこにする"本当の理由"〜. NHKスペシャル. NHK TV, 2019年12月15日.

□ 日本放送協会. 食の起源(3)「脂」〜発見!人類を救う"命のアブラ"〜. NHKスペシャル. NHK TV, 2020年1月12日.

□ Nishi N, Jenicek M, Tatara K, et al. A meta-analytic review of the effect of exercise on smoking cessation. J Epidemiol. 1998;8:79-84.

□ 西野輔翼 編著. がん抑制の食品. 法研, 東京. 1994.

□ Nishiyama T, Kanne SM. On the misapplication of the BAPQ in a study of autism. J Autism Dev Disord. 2014;44:2079-80.

□ Nishizumi M. Acute toxicity of polychlorinated dibenzofurans in CF-1 mice. Toxicol Appl Pharmacol. 1978;45:209-12.

□ 仁田正和, 小池幸夫, 松原充隆, 他. 高齢者の貧血. 日老医誌. 1979;16:346-52.

□ 野見山延, 的野博. 術後合併症に学ぶ. 日臨麻誌. 1994;14:460-1.

□ Nose Y, Kira J, Iwaki M, et al. A network system of medical and welfare information service for the patients, their families, hospitals, local governments, and commercial companies in a medical service area. J Med Systems. 2002;26:249-54.

□ Ogawa K. Molecular pathology of early stage chemically induced hepatocarcinogenesis. Pathol Int. 2009;59:605-22.

□ 大西克尚. 眼内腫瘍アトラス. 文光堂, 東京. 2007.

□ Ohno T, Mizokami M, Saleh MG, et al. Usefulness and limitation of phylogenetic analysis for hepatitis C virus core region: application to isolates from Egyptian and Yemeni patients. Arch Virol. 1996;141:1101-3.

□ Ohno Y. Methodology and evaluation of dietary factors in Japan. Prog Clin Biol Res. 1990;346:11-20.

□ 大澤功, 石田妙美, 森圭子, 他. 効用(utility)測定による糖尿病状態のQOL(quality of life)評価-第1報. 糖尿病. 1999;42:341-6.

□ Ohta N, Waikagul J. Disease burden and epidemiology of soil-transmitted helminthiases and schistosomiasis in Asia: the Japanese perspective. Trends Parasitol. 2007;23:30-5.

□ Ojima T, Oki I, Tanihara S, et al. Repeatability of the questionnaire for the aging level indices. J Epidemiol. 2000;10:321-7.

□ Okada E, Okada C, Matsumoto M, et al. Dietary sodium: potassium ratio and CVD risk factors among Japanese adults: a retrospective cross-sectional study of pooled data from the National Health and Nutrition Survey, 2003-2017. Br J Nutr. 17 July 2020. doi: https://doi.org/10.1017/S000711452000269X

□ Okamoto N, Saruki N, Mikami H, et al. 5-year survival rates for primary cancer sites at cancer-treatment-oriented hospitals in Japan. Asian Pac J Cancer Prev. 2006;7:46-50.

□ Okamoto T, Ohno Y, Tsugane S, et al. Multistep carcinogenesis model for adult T-cell leukemia. Jpn J Cancer Res. 1989;80:191-5.

☐ Okamura J, Utsunomiya A, Tanosaki R, et al. Allogeneic stem-cell transplantation with reduced conditioning intensity as a novel immunotherapy and antiviral therapy for adult T-cell leukemia/lymphoma. Blood. 2005;105:4143-5.

☐ Okamura T, Nakamura K, Kanda H, et al. Effect of combined cardiovascular risk factors on individual and population medical expenditures: a 10-year cohort study of national health insurance in a Japanese population. Circ J. 2007;71:807-13.

☐ Okayama A, Okuda N, Miura K, et al. Dietary sodium-to-potassium ratio as a risk factor for stroke, cardiovascular disease and all-cause mortality in Japan: the NIPPON DATA80 cohort study. BMJ Open. 2016;6:e011632.

☐ Okochi K, Sato H, Hinuma Y. A retrospective study on transmission of adult T-cell leukemia virus by blood transfusion: seroconversion in recipients. Vox Sang. 1984;46:245-53.

☐ Okubo T. Long-term epidemiological studies of atomic bomb survivors in Hiroshima and Nagasaki: study populations, dosimetry and summary of health effects. Radiat Prot Dosimetry. 2012;151:671-3.

☐ Okuda M, Lin YS, Kikuchi S, et al. Helicobacter pylori infection in children and adolescents. Adv Exp Med Biol. 2019;1149:107-20.

☐ Okuda N, Miura K, Okayama A, et al. Fruit and vegetable intake and mortality from cardiovascular disease in Japan: a 24-year follow-up of the NIPPON DATA80 Study. Eur J Clin Nutr. 2015;69:482-8.

☐ Okuyama H, Ichikawa Y, Sun Y, et al. Cancer and all-cause mortalities are lower in the higher total cholesterol groups among general populations. World Rev Nutr Diet. 2007;96:37-54.

☐ Onozuka D, Yoshimura T, Kaneko S, et al. Mortality after exposure to polychlorinated biphenyls and polychlorinated dibenzofurans: a 40-year follow-up study of Yusho patients. Am J Epidemiol. 2009;169:86-95.

☐ Osame M, Usuku K, Izumo S, et al. HTLV-I associated myelopathy, a new clinical entity. Lancet. 1986;1(8488):1031-2.

☐ Oshima A, Hirata N, Ubukata T, et al. Evaluation of a mass screening program for stomach cancer with a case-control study design. Int J Cancer. 1986;38:829-33.

☐ 大島明. 論座： 増えてきた加熱式たばこ使用をどう考えるべきか. 世界と比べて高い日本の男性の紙巻きたばこ喫煙率を下げる政策が必要だ. (アクセス日：2020年5月6日).
https://webronza.asahi.com/science/articles/2020012400008.html

☐ Otani T, Iwasaki M, Yamamoto S, et al. Alcohol consumption, smoking, and subsequent risk of colorectal cancer in middle-aged and elderly Japanese men and women: Japan Public Health Center-based prospective study. Cancer Epidemiol Biomarkers Prev. 2003;12:1492-500.

☐ Ozasa K, Nakao M, Watanabe Y, et al. Serum phytoestrogens and prostate cancer risk in a nested case-control study among Japanese men. Cancer Sci. 2004;95:65-71.

☐ Pham NM, Mizoue T, Tanaka K, et al. Fish consumption and colorectal cancer risk: an evaluation based on a systematic review of epidemiologic evidence among the Japanese population. Jpn J Clin Oncol. 2013;43:935-41.

☐ Poiesz BJ, Ruscetti FW, Gazdar AF, et al. Detection and isolation of type C retrovirus particles from fresh and cultured lymphocytes of a patient with cutaneous T-cell lymphoma. Proc Natl Acad Sci USA. 1980;77:7415-9.

☐ Ritz B, Ascherio A, Checkoway H, et al. Pooled analysis of tobacco use and risk of Parkinson disease. Arch Neurol. 2007;64:990-7.

☐ Rotenberg O, Doulaveris G, Fridman D, et al. Long-term outcome of postmenopausal women with proliferative endometrium on endometrial sampling. Am J Obstet Gynecol. 2020;S0002-9378(20)30670-0.

☐ Rothwell PM, Wilson M, Elwin CE, et al. Long-term effect of aspirin on colorectal cancer incidence and mortality: 20-year follow-up of five randomised trials. Lancet. 2010;376:1741-50.

☐ Saito H, Soma Y, Koeda J, et al. Reduction in risk of mortality from colorectal cancer by fecal occult blood screening with immunochemical hemagglutination test. A case-control study. Int J Cancer 1995;61：465-9.

☐ Saito S, Ito K, Yorozu A, et al. Nationwide Japanese Prostate Cancer Outcome Study of permanent iodine-125 seed implantation (J-POPS). Int J Clin Oncol. 2015;20:375-85.

☐ Sakai T, Sowa Y. Molecular‐targeting therapies against quantitative abnormalities in gene expression with malignant tumors. Cancer Sci. 2017;108:570-3.

☐ Sakata K, Hoshiyama Y, Morioka S, et al. Smoking, alcohol drinking and esophageal cancer: findings from the JACC Study. J Epidemiol. 2005;15(Suppl 2):S212-9.

☐ Sakata R, McGale P, Grant EJ, et al. Impact of smoking on mortality and life expectancy in Japanese smokers: a prospective cohort study. BMJ. 2012;345:e7093.

☐ 左野千秋, 神代龍之介, 井口潔, 他. 胃切除術式の残胃癌発生プロモーションに及ぼす影響に関する実験的研究. 日消外科誌. 1984;17:2130-6.

☐ Sasaki M, Joh T. Oxidative stress and ischemia-reperfusion injury in gastrointestinal tract and antioxidant, protective agents. J Clin Biochem Nutr. 2007;40:1-12.

☐ Sasaki R, Aoki K, Takeda S. Contribution of dietary habits to esophageal cancer in Japan. Prog Clin Biol Res. 1990;346:83-92.

☐ Sasazuki S, Inoue M, Iwasaki M, et al. Intake of n-3 and n-6 polyunsaturated fatty acids and development of colorectal cancer by subsite: Japan Public Health Center-based prospective study. Int J Cancer. 2011;129:1718-29.

☐ Sasazuki S, Inoue M, Shimazu T, et al. Evidence-based cancer prevention recommendations for Japanese. Jpn J Clin Oncol. 2018;48:576-86.

☐ Sato H, Ito Y, Ueyama J, et al. Effects of paraoxonase 1 gene polymorphisms on organophosphate insecticide metabolism in Japanese pest control workers. J Occup Health. 2016;58:56-65.

☐ Sato J, Ohsawa I, Oshida Y, et al. Effects of glimepiride on in vivo insulin action in normal and diabetic rats. Diabetes Res Clin Pract. 1993;22:3-9.

☐ 佐藤祐造. 糖尿病教室. 新興医学出版社. 東京. 1999.

☐ Sawada SS, Muto T, Tanaka H, et al. Cardiorespiratory fitness and cancer mortality in Japanese men: a prospective study. Med Sci Sports Exerc. 2003;35:1546-50.

☐ Schairer E, Schöniger E. Lungenkrebs und Tabakverbrauch. Z Krebsforsch. 1943;54:261-9.

☐ Seiki M, Hattori S, Hirayama Y, et al. Human adult T-cell leukemia virus: complete nucleotide sequence of the provirus genome integrated in leukemia cell DNA. Proc Natl Acad Sci USA. 1983;80:3618-22.

☐ 芝池伸彰, 宇都宮啓, 後信, 他. 厚生労働省の生活習慣病への取り組み. 21世紀における国民健康づくり運動（健康日本21）について. 日内科誌. 2001;90:1759-62.

☐ Shibasaki H, Tokudome S, Kuroda Y, et al. Prevalence of HTLV-I-associated myelopathy among HTLV-I carriers in Saga, Japan. Neuroepidemiology. 1989;8:124-7.

☐ Shibata K, Suzuki S, Sato J, et al. Abdominal circumference should not be a required criterion for the diagnosis of metabolic syndrome. Environ Health Prev Med. 2010;15:229-35.

☐ 重松逸造, 柳川洋. 新しい疫学. 日本公衆衛生協会, 東京. 1994.

☐ Shimizu H, Hozawa J, Saito H, et al. Chronic sinusitis and woodworking as risk factors for cancer of the maxillary sinus in northeast Japan. Laryngoscope. 1989;99:58-61.

☐ 下光輝一, 八田秀雄 編集. 運動と疲労の科学 - 疲労を理解する新たな視点. 大修館書店, 東京. 2018.

☐ 下野正徳, 藤川尚宏, 吉益光一, 他. 精神科病院長期在院者の退院に関連する要因の検討. 精神医学. 2004;46:403-14.

☐ 下山正徳. Episode 17(Part 2). 成人T細胞白血病・リンパ腫（ATLL）の臨床研究: 回想. 臨床血液. 2017;58:2479-97.

☐ 庄野菜穂子, 道下竜馬, 鶴田敏幸, 他. 肥満女性における高感度CRPと食後糖脂質代謝との関連. 肥満研究. 2005;11:52-7.

☐ Sobue T, Yamaguchi N, Suzuki T, et al. Lung cancer incidence rate for male ex-smokers according to age at cessation of smoking. Jpn J Cancer Res. 1993;84:601-7.

☐ Sobue T, Yamamoto S, Hara M, et al. Cigarette smoking and subsequent risk of lung cancer by histologic type in middle-aged Japanese men and women: the JPHC study. Int J Cancer. 2002;99:245-51.

☐ Sohara H, Takeda H, Ueno H, et al. Feasibility of the radiofrequency hot balloon catheter for isolation of the posterior left atrium and pulmonary veins for the treatment of atrial fibrillation. Circ Arrhythm Electrophysiol. 2009;2:225-32.

☐ Sokejima S, Kagamimori S. Working hours as a risk factor for acute myocardial infarction in Japan: case-control study. BMJ. 1998;317:775-80.

☐ Sonoda S, Li HC, Cartier L, et al. Ancient HTLV type 1 provirus DNA of Andean mummy. AIDS Res Hum Retroviruses. 2000;16:1753-6.

☐ Sueoka E, Sueoka N, Goto Y, et al. Heterogeneous nuclear ribonucleoprotein B1 as early cancer biomarker for occult cancer of human lungs and bronchial dysplasia. Cancer Res. 2001;61:1896-902.

☐ Sugimura H, Suzuki I, Hamada GS, et al. Cytochrome P-450 1A1 genotype in lung cancer patients and controls in Rio de Janeiro, Brazil. Cancer Epidemiol Biomark Prev. 1994;3:145-8.

☐ Sugita M, Izuno T, Tatemichi M, et al. Meta-analysis for epidemiologic studies on the relationship between smoking and Parkinson's disease. J Epidemiol. 2001;11:87-94.

☐ Suzuki H. Cellular mechanisms of myogenic activity in gastric smooth muscle. Jpn J Physiol. 2000;50:289-301.

☐ Suzuki K, Ito Y, Hashimoto S, et al. Association of serum retinol and carotenoids with insulin-like growth factors and insulin-like growth factor binding protein-3 among control subjects of a nested case-control study in the Japan Collaborative Cohort Study. Asian Pac J Cancer Prev. 2009;10(Suppl):S29-35.

☐ Suzuki S, Moro-oka T, Choudhry NK. The conditional relative odds ratio provided less biased results for comparing diagnostic test accuracy in meta-analyses. J Clin Epidemiol. 2004;57:461-9.

☐ Suzuki S, Hosono A. No association between HPV vaccine and reported post-vaccination symptoms in Japanese young women: results of the Nagoya Study. Papillomavirus Res. 2018;5:96-103.

☐ 鈴木勉. 依存性薬物の行動精神薬理学. （アクセス日: 2019年4月21日）. http://www.pharmacol.or.jp/fpj/open_class/54th_hokubu/suzuki.pdf

☐ Tabata I, Nishimura K, Kouzaki M, et al. Effects of moderate-intensity endurance and high-intensity intermittent training on anaerobic capacity and VO2 max. Med Sci Sports Exerc. 1996;28:1327-30.

☐ 田淵貴大. 新型タバコの本当のリスク. アイコス, グロー, プルーム・テックの科学. 内外出版社, 東京. 2019.

☐ 城憲秀. 新しい「自覚症しらべ」の提案. 産衛誌. 2002;44:220.

☐ Tahara E. Genetic pathways of two types of gastric cancer. IARC Sci Publ. 2004;157:327-49.

☐ Tajima K, Tominaga S, Suchi T, et al. Epidemiological analysis of the distribution of antibody to adult T-cell leukemia virus: possible horizontal transmission of adult T-cell leukemia virus. Gann. 1982;73:893-901.

☐ Tajima K, Kamura S, Ito S, et al. Epidemiological features of HTLV-I carriers and incidence of ATL in an ATL-endemic island: a report of the community-based co-operative study in Tsushima, Japan. Int J Cancer. 1987;40:741-

6.
□ 高木郁江, 牛島博美, 田原雅子, 他. シリコンチューブ留置による涙道閉塞の治療. 臨眼. 1986;40:1351-5.

□ Takatsuki K, Uchiyama T, Ueshima Y, et al. Adult T-cell leukemia: further clinical observations and cytogenetics and functional studies of leukemia cells. Jpn J Clin Oncol. 1979;9:317-24.

□ 武隈清, 石川裕哲, 早瀬須美子, 他. 後期高齢者に対する健康度評価としての自転車エルゴメータによる運動負荷試験の有用性. 日公衛誌. 2005;52:468-75.

□ 竹下達也. 飲酒行動を決定する遺伝要因とその健康影響. 日衛誌. 1999;54:450-8.

□ Takezaki T, Hirose K, Hamajima N, et al. Estimation of adult T-cell leukemia incidence in Kyushu district from vital statistics Japan between 1983 and 1982: comparison with a nationwide survey. Jpn J Clin Oncol. 1997;27:140-5.

□ 瀧井昌英, 力武修, 乙成孝俊, 他. 血液透析患者におけるTA-058の薬動力学的研究. Chemotherapy. 1984;32(Suppl 2):S396-9.

□ Tamakoshi A, Yoshimura T, Inaba Y, et al. Profile of the JACC study. J Epidemiol. 2005;15(Suppl 1):S4-8.

□ Tamakoshi K, Wakai K, Kojima M, et al. A prospective study of body size and colon cancer mortality in Japan: the JACC Study. Int J Obes Relat Metab Disord. 2004;28:551-8.

□ Tanaka F, Yamamoto K, Suzuki S, et al. Strong interaction between the effects of alcohol consumption and smoking on oesophageal squamous cell carcinoma among individuals with ADH1B and/or ALDH2 risk alleles. Gut. 2010;59:1457-64.

□ Tanaka H, Ueda Y, Hayashi M, et al. Risk factors for cerebral hemorrhage and cerebral infarction in a Japanese rural community. Stroke. 1982;13:62-73.

□ Tanaka H. Advances in cancer epidemiology in Japan. Int J Cancer. 2014;134:747-54.

□ Tanaka K, Hirohata T, Takeshita S, et al. Hepatitis B virus, cigarette smoking and alcohol consumption in the development of hepatocellular carcinoma: a case-control study in Fukuoka, Japan. Int J Cancer. 1992;51:509-14.

□ Tanaka S. Status of physical activity in Japanese adults and children. Ann Hum Biol. 2019;46:305-10.

□ Tanaka T, Hashizume K, Sawamura A, et al. Basic science and epilepsy: experimental epilepsy surgery. Stereotact Funct Neurosurg. 2001;77:239-44.

□ Tanaka T, Mulyadi IK, Moestikaningsih, et al. Rare Helicobacter pylori infection may explain low stomach cancer incidence: ecological observations in Bali, Indonesia. Asian Pac J Cancer Prev. 2016;17:979-84.

□ Tanigawa T. Obstructive sleep apnea: its prevention and screening may contribute to the prevention of hypertension, diabetes and cardiovascular diseases. EPMA J. 2011;2:83-9.

□ Tatematsu M, Takahashi M, Fukushima S, et al. Effects in rats of salt on experimental gastric cancers induced by N-methyl-N-nitro-N-nitrosoguanidine or 4-nitroquinoline-1-oxide. J Natl Cancer Inst. 1975;55:101-6.

□ Tochikubo K, Isaka M, Yasuda Y, et al. Recombinant cholera toxin B subunit acts as an adjuvant for the mucosal and systemic responses of mice to mucosally co-administered bovine serum albumin. Vaccine. 1998;16:150-5.

□ Tokudome S, Kuratsune M. A cohort study on mortality from cancer and other causes among workers at a metal refinery. Int J Cancer. 1976;17:310-7.

□ Tokudome S, Ikeda M, Matsushita K, et al. Hepatocellular carcinoma among female Japanese hepatitis B virus carriers. Hepatogastroenterology. 1987;34:246-8.

□ Tokudome S, Tokunaga O, Shimamoto Y, et al. Incidence of adult T-cell leukemia/lymphoma among human T-lymphotropic virus type I carriers in Saga, Japan. Cancer Res. 1989;49:226-8.

□ Tokudome S, Maeda Y, Fukada K, et al. Follow-up of asymptomatic HTLV-I carriers among blood donors in Kyushu, Japan. Cancer Causes Control. 1991;2:75-8.

□ Tokudome S, Shimamoto Y, Sumida I, et al. Smoking and adult T-cell leukemia/lymphoma. Eur J Cancer Prev. 1993;2:84-5.

□ Tokudome S, Kuriki K, Yokoyama Y, et al. Dietary n-3/long-chain n-3 polyunsaturated fatty acids for prevention of sporadic colorectal tumors: a randomized controlled trial in polypectomized participants. Prostaglandins Leukot Essent Fatty Acids. 2015;94:1-11.

□ Tokui N, Yoshimura T, Fujino Y, et al. Dietary habits and stomach cancer risk in the JACC Study. J Epidemiol. 2005;15(Suppl 2):S98-108.

□ Tomasetti C, Li L, Vogelstein B. Stem cell divisions, somatic mutations, cancer etiology, and cancer prevention. Science. 2017;355:1330-4.

□ 富永祐民. 日本人の癌の疫学. 癌と化療. 1987;14:2219-27.

□ 富永祐民. 臨床のための疫学入門. がん・循環器疾患を中心に. 日本医事新報社, 東京. 1989.

□ 富田忠雄. 腸管平滑筋に対するカテコルアミンの作用. 生体の科学. 1980;31:47-54.

□ Tomoike H, Yokoyama H, Sumita Y, et al. Nationwide distribution of cardiovascular practice in Japan - results of Japanese Circulation Society 2010 Annual Survey. Circ J. 2015;79:1058-67.

□ Tomokuni I, Ichiba M, Hirai Y, et al. Comparison between the fluorometric HPLC method and the conventional method for determining urinary delta-aminolevulinic acid and coproporphyrin as indices of lead exposure. Int Arch Occup Environ Health.1988;61:153-6.

□ Toyokuni S. Iron addiction with ferroptosis-resistance in asbestos-induced mesothelial carcinogenesis: toward the era of mesothelioma prevention. Free Radic Biol Med. 2019;133:206-15.

□ Toyoshima H, Hayashi S, Hashimoto S, et al. Familial aggregation and covariation of diseases in a Japanese rural community: comparison of stomach cancer with other diseases. Ann Epidemiol. 1997;7:446-51.

□ Tsubono Y, Koizumi Y, Nakaya N, et al. Health practices and mortality in Japan: combined effects of smoking, drinking, walking and body mass index in the Miyagi Cohort Study. J Epidemiol. 2004;14(Suppl 1):S39-45.

□ Tsuboyama-Kasaoka N, Shozawa C, Sano K, et al. Taurine (2-aminoethanesulfonic acid) deficiency creates a vicious circle promoting obesity. Endocrinology. 2006;147:3276-84.

□ 土屋健三郎 編著. 疫学入門. 医学書院, 東京. 1968.

□ Tsuda H, Kozu T, Iinuma G, et al. Cancer prevention by bovine lactoferrin: from animal studies to human trial. Biometals. 2010;23:399-409.

□ 津田敏秀, 馬場園明, 三野善央, 他. 医学における因果関係の推論－疫学での歴史的流れ. 日衛誌. 1996;51:558-68.

□ Tsugane S, Sasazuki S, Kobayashi M, et al. Salt and salted food intake and subsequent risk of gastric cancer among middle-aged Japanese men and women. Br J Cancer. 2004;90:128-34.

□ 津金昌一郎. がんになる人ならない人－科学的根拠に基づくがん予防. 講談社, 東京. 2016.

□ 辻一郎. 健康寿命. 麦秋社, 東京. 1998.

□ Tsuji T, Sugai T. Topically administered fluorouracil in psoriasis. Arch Dermatol. 1972;105:208-12.

□ Tsukuma H, Fujimoto I, Hanai A, et al. Incidence of second primary cancers in Osaka residents, Japan, with special reference to cumulative and relative risks. Jpn J Cancer Res. 1994;85:339-45.

□ Uchiyama T, Yodoi J, Sagawa K, et al. Adult T-cell leukemia: clinical and hematologic features of 16 cases. Blood. 1977;50:481-92.

□ 植田美津江, 春日井達造, 通木俊逸, 他. 大腸がん検診の精度管理. 便検体の温・湿度管理. 消器集検. 1994;32:45-9.

□ 上田龍三. 白血病の診療における新たな潮流: 分子情報からのアプローチ. 日内会誌. 2003;92:931-3.

□ Uemura N, Okamoto S, Yamamoto S, et al. Helicobacter pylori infection and the development of gastric cancer. N Engl J Med. 2001;345:784-9.

□ Ueshima H, Ozawa H, Baba S, et al. Alcohol drinking and high blood pressure: data from a 1980 national cardiovascular survey of Japan. J Clin Epidemiol. 1992;45:667-73.

□ Ugai T, Matsuo K, Oze I, et al. Smoking and subsequent risk of acute myeloid leukaemia: a pooled analysis of 9 cohort studies in Japan. Hematol Oncol. 2018;36:262-8.

□ Umegaki K, Sekine Y, Sato Y, et al. Effect of tea catechins on folate analysis in green tea by microbiological assay. J Nutr Sci Vitaminol (Tokyo). 2016;62:134-8.

□ 梅村浄. こどもの心に耳をすます－小児科医として母として. 岩波書店, 東京. 2001.

□ Ushio K. Genetic and familial factors in colorectal cancer. Jpn J Clin Oncol. 1985;15(Suppl 1):S281-98.

□ Usui T, Yamanaka K, Nomura H, et al. Elevated risk of tuberculosis by occupation with special reference to health care workers. J Epidemiol. 2000;10:1-6.

□ Wada K, Nagata C, Tamakoshi A, et al. Body mass index and breast cancer risk in Japan: a pooled analysis of eight population-based cohort studies. Ann Oncol. 2014;25:519-24.

□ Wakabayashi K. NSAIDs as cancer preventive agents. Asian Pac J Cancer Prev. 2000;1:97-113.

□ Wakai K, Kojima M, Tamakoshi K, et al. Alcohol consumption and colorectal cancer risk: findings from the JACC study. J Epidemiol. 2005;15(Suppl 2):S173-9.

□ Wakai K, Tamakoshi K, Date C, et al. Dietary intakes of fat and fatty acids and risk of breast cancer: a prospective study in Japan. Cancer Sci. 2005;96:590-9.

□ Wang J, Jiang J, Zhao Y, et al. Genetic polymorphisms of glutathione S-transferase genes and susceptibility to colorectal cancer: a case-control study in an Indian population. Cancer Epidemiol. 2011;35:66-72.

□ Washio M, Mori M. Risk factors for renal cell cancer in a Japanese population. Clin Med Oncol. 2009;3:71-5.

□ 渡辺決, 南マリサ, 川上修一, 前立腺がん. 疫学ハンドブック. 重要疾患の疫学と予防. 日本疫学会編集(柳川洋, 田中平三, 稲葉裕　他総編集). 南江堂, 東京. 1998.

□ Watanabe T. Takahama Y. (Eds.) Synthetic Immunology. Springer, Tokyo. 2016.

□ Watanabe T. Current status of HTLV-1 infection. Int J Hematol. 2011;94:430-4.

□ Watanabe Y, Ozasa K, Ito Y, et al. Medical history of circulatory diseases and colorectal cancer death in the JACC Study. J Epidemiol. 2005;15(Suppl 2):S168-72.

□ WHO. Global Health Risks. Mortality and Burden of Disease Attributable to Selected Risks. (accessed on April 24, 2019)
https://www.who.int/healthinfo/global_burden_disease/GlobalHealthRisks_report_full.pdf

□ Wynder E, Graham E. Tobacco smoking as a possible etiologic factor in bronchiogenic carcinoma; a study of six hundred and eighty four proved cases. J Am Med Assoc. 1950;143:329-36.

□ Yamada N, Shibata K, Fuku M, et al. Changes of tryptophan metabolism in Japanese runners during an ultramarathon race. Sport Sci Health. 2016;12:77-83.

□ Yamaguchi K. Human T-lymphotropic virus type I in Japan. Lancet. 1994;343(8891):213-6.

□ 山口美平, 宮川克俊, 中丸和彦, 他. ステロイドによる高血糖の管理プロトコールの提唱―前日の食後血糖値を基準にして責任インスリン量を調節した3症例. 糖尿病. 2008;51:435-40.

□ 山口雅也. フォトエッセイ 続・葦の髄から. 佐賀印刷, 佐賀市. 2020.

□ Yamaguchi N, Tazaki H, Okubo T, et al. Periodic urine cytology surveillance of bladder tumor incidence in dyestuff workers. Am J Ind Med. 1982;3:139-48.

□ Yamamoto M. Epidemiological studies on the distribution and determinants of biliary tract cancer. Environ Health

Prev Med. 2003;7:223-9.

☐ 山中克己, 酒井秀造, 野村史郎, 他. 住所不定結核患者の栄養学的評価. 2001;76:363-70.

☐ 山内徹. 有機リン殺虫剤 Phosvel の遅発性神経毒性に対する実験的肥痩の影響. 日衛誌. 1980;35:782-93.

☐ 柳川洋. 臨床のための疫学入門. がん・循環器疾患を中心に. 日本医事新報社, 東京. 1989.

☐ Yanagawa T, Tokudome S. Methodological aspects in estimating the disease risk of adult T-cell leukemia/lymphoma. Bull Biometric Soc Jpn. 1988;9:29-37.

☐ Yasui T, Suzuki S, Itoh Y, et al. Eicosapentaenoic acid has a preventive effect on the recurrence of nephrolithiasis. Urol Int. 2008;81:135-8.

☐ Yasumoto K, Manabe H, Yanagawa E, et al. Nonspecific adjuvant immunotherapy of lung cancer with cell wall skeleton of Mycobacterium bovis Bacillus Calmette-Guérin. Cancer Res. 1979;39:3262-7.

☐ Yatsuya H, Toyoshima H, Mizoue T, et al. Family history and the risk of stomach cancer death in Japan: differences by age and gender. Int J Cancer. 2002;97:688-94.

☐ 横井忠滋. ストレスと人間: 呼吸器病の立場から. 日生理人類誌. 1983;2:191.

☐ 横山善文, 伊藤誠, 金森俊成, 他. X線診断からみた大腸 pm 癌の特徴−sm 癌との対比. 胃と腸. 1992;27:1269-82.

☐ Yorozu A, Kuroiwa N, Takahashi A, et al. Permanent prostate brachytherapy with or without supplemental external beam radiotherapy as practiced in Japan: outcomes of 1300 patients. Brachytherapy. 2015;14:111-7.

☐ Yoshida M, Miyoshi I, Hinuma Y. Isolation and characterization of retrovirus from cell lines of human adult T-cell leukemia and its implication in the disease. Proc Natl Acad Sci USA. 1982;79:2031-5.

☐ Yoshiike N, Lwin H. Epidemiological aspects of obesity and NASH/NAFLD in Japan. Hepatol Res. 2005;33:77-82.

☐ Yoshimura T, Kono S, Kuratsune M, et al. Nasal cancer mortality in areas with a high proportion of wood and furniture workers in Japan. J UOEH. 1983;5:433-9.

☐ Yotsumoto H. Longitudinal observations of serum angiotensin-converting enzyme activity in sarcoidosis with and without treatment. Chest. 1982;82:556-9.

☐ Yu S-Z, Huang XE, Koide T, et al. Hepatitis B and C viruses infection, lifestyle and genetic polymorphisms as risk factors for hepatocellular carcinoma in Haimen, China. Jpn J Cancer Res. 2002;93:1287-92.

■著者紹介

徳留 信寛（とくどめ・しんかん）

【学歴】
1969年 3月　九州大学医学部医学科卒業
1976年 5月　医学博士（九州大学）
1977年 5月　公衆衛生学修士（ジョンズ・ホプキンス大学衛生公衆衛生大学院）

【職歴】
1972年 1月　九州大学医学部公衆衛生学講座助手
1977年 8月　米国国立保健研究所・がん研究所客員研究員
1980年10月　佐賀医科大学地域保健科学講座助教授
1992年 3月　名古屋市立大学医学部公衆衛生学教室教授
2009年 4月　国立健康・栄養研究所理事長
2013年10月〜　社会福祉法人青山里会介護総合センターかんざき嘱託医、山崎製パン安城工場嘱託産業医、岐阜車体工業嘱託産業医、三菱電機中津川製作所嘱託産業医、ライフ予防医学センター嘱託医
2022年 9月現在　エーエスエムエル・ジャパン嘱託産業医、大同特殊鋼中津川テクノセンター嘱託産業医、中部公衆医学研究所嘱託医

がん予防取り扱い説明書
習い癖すっきり見直しがん予防

2022年11月22日　第1刷発行

著　者　徳留信寛
　　　　とくどめしんかん

発行者　太田宏司郎
発行所　株式会社パレード
　　　　　　大阪本社　〒530-0021　大阪府大阪市北区浮田1-1-8
　　　　　　　　　　　TEL 06-6485-0766　FAX 06-6485-0767
　　　　　　東京支社　〒151-0051　東京都渋谷区千駄ヶ谷2-10-7
　　　　　　　　　　　TEL 03-5413-3285　FAX 03-5413-3286
　　　　　　https://books.parade.co.jp

発売元　株式会社星雲社（共同出版社・流通責任出版社）
　　　　　　　　　　　〒112-0005　東京都文京区水道1-3-30
　　　　　　　　　　　TEL 03-3868-3275　FAX 03-3868-6588

印刷所　創栄図書印刷株式会社